THÈSE

POUR

LE DOCTORAT EN MÉDECINE,

Présentée et soutenue le 5 avril 1861,

Par Louis-Antoine AUDAIN,

né à Port-au-Prince (Haïti),

Bachelier ès Sciences physiques,
ancien Externe en Médecine et en Chirurgie des Hôpitaux de Paris,
Médaille de Bronze des Hôpitaux,
Membre de la Société anthropologique de Paris.

ÉTUDES

SUR

LES LIAISONS CLINIQUES

DES HÉMORRHOÏDES ET DE LA GOUTTE.

Le Candidat répondra aux questions qui lui seront faites sur les diverses parties
de l'enseignement médical.

PARIS.

RIGNOUX, IMPRIMEUR DE LA FACULTÉ DE MÉDECINE,
rue Monsieur-le-Prince, 31.

1861

1861. — Audain.

FACULTÉ DE MÉDECINE DE PARIS.

Professeurs.

M. le Baron P. DUBOIS, DOYEN. MM.

Anatomie........................... JARJAVAY.
Physiologie......................... LONGET.
Physique médicale................... GAVARRET.
Histoire naturelle médicale......... MOQUIN-TANDON.
Chimie organique et chimie minérale. WURTZ.
Pharmacologie....................... REGNAULD.
Hygiène............................. BOUCHARDAT.
Pathologie médicale................. N. GUILLOT.
                                     MONNERET.
Pathologie chirurgicale............. DENONVILLIERS.
                                     GOSSELIN.
Anatomie pathologique............... CRUVEILHIER.
Pathologie et thérapeutique générales ANDRAL.
Opérations et appareils............. MALGAIGNE.
Thérapeutique et matière médicale... GRISOLLE.
Médecine légale..................... ADELON.
Accouchements, maladies des femmes en
  couches et des enfants nouveau-nés. MOREAU.
                                     BOUILLAUD.
                                     ROSTAN.
Clinique médicale................... PIORRY.
                                     TROUSSEAU.
                                     VELPEAU, Président.
                                     LAUGIER.
Clinique chirurgicale............... NÉLATON.
                                     JOBERT DE LAMBALLE, Examin.
Clinique d'accouchements............ P. DUBOIS.

Professeur honoraire, M. CLOQUET. — *Secrétaire,* M. BOURBON.

Agrégés en exercice.

MM. AXENFELD.	MM. GUBLER.
BAILLON.	GUILLEMIN.
BARTH.	HÉRARD.
BLOT.	LASÈGUE.
BOUCHUT.	LECONTE.
BROCA.	PAJOT.
CHAUFFARD, Examinateur.	REVEIL, Examinateur.
DELPECH.	RICHARD.
DUCHAUSSOY.	SAPPEY.
EMPIS.	TARDIEU.
FANO.	TRÉLAT.
FOLLIN.	VERNEUIL.
FOUCHER.	

A MON PÈRE ET A MA MÈRE,

étroitement unis dans mon affection filiale.

A MA SOEUR,

très-tendrement aimée.

A MES CHERS ONCLE ET TANTES.

A MON BEAU-FRÈRE LEWIS POUILH FILS,

Négociant consignataire à Port-au-Prince.

Quel autre nom, cher et digne frère, figurerait ici plus justement que le tien, toi qui, certes, ranimerais en ce monde, s'ils y étaient morts, la réelle amitié et le dévouement sans limites ?

A MON BEAU-FRÈRE FRÉDÉRIC BARTHE.

Amitié sincère, inséparable de vifs regrets !...

A MA FAMILLE.

A ARTHUR BERNARD WHITE, ESQ^{RE}.

Je suis heureux, monsieur et excellent ami, de graver ici, en regard de votre nom, un triple sentiment de mon cœur pour vous :

Amitié, gratitude, et dévouement !

A DEUX VIEUX AMIS DE MA FAMILLE,

MM. LEWIS POUILH PÈRE

ET J.-J. RIVIÈRE.

A QUELQUES BONS AMIS SURS ET ÉPROUVÉS.

A M. LE DR J. MOISSENET,

Médecin de l'hôpital Lariboisière,
Chevalier de la Légion d'Honneur.

Cher maître, au début d'études commencées ailleurs, reprises à Paris, j'ai reçu de vous , à l'hospice de la Salpêtrière, l'inspiration de ce que je crois être les *saines idées médicales* ; hors de là , vous m'avez honoré d'une amitié aussi dévouée que constante : agréez-en ici , je vous prie , mes plus cordiaux remercîments.

A M. LE PROFESSEUR VELPEAU.

Maître,

A côté d'une attention que vous avez bien voulu toujours me marquer comme élève, vous m'avez révélé un autre sentiment, en deux occasions que ma reconnaissance a eu soin d'inscrire ; je vous dois , en outre, de bonnes et solides leçons de chirurgien : combien de gratitude pour tout cela !

A M. LE PROFESSEUR ANDRAL,

En remercîment du fruit que j'ai recueilli de son haut enseignement, et pour sa bienveillance particulière.

A M. LE DR CAZALIS,

Médecin de l'hôpital de la Salpêtrière.

J'ai le vif regret, Monsieur, de ne m'être pas trouvé plus tôt en position de jouir de votre contact, toujours précieux, qu'assure à ceux qui en sont désireux votre ardent amour à les instruire. Recevez, je vous prie, l'expression de ma gratitude pour les bonnes leçons que j'ai puisées dans vos entretiens particuliers.

A M. LE D^R CH. BERNARD,

Médecin de l'hôpital des Enfants Trouvés.

Pendant votre séjour intérimaire à l'hôpital de la Charité, votre enseignement fécond et substantiel m'a rappelé celui de mon premier maître de la Salpêtrière, votre ami. Permettez-moi, Monsieur, de vous en remercier, et en outre, pour toutes vos bontés au dehors.

J'inscris ici ma reconnaissance particulière, pour leurs bonnes leçons ou leur bienveillance, à MM. les Drs BRIQUET, P. BROCA, FOLLIN, VERNEUIL, TRÉLAT fils, RAMBAUD, Lud. HIRSCHFELD, Ph. RICORD, MONNERET, J. DEPAUL, REGNAULD, et DESMARRES.

ÉTUDES

SUR LES

LIAISONS CLINIQUES

DES HÉMORRHOÏDES ET DE LA GOUTTE.

> Inspiciendæ morborum vicissitudines et ex quibus in quos succedant.
> (HIPPOCRATE.)
>
> Medicus tantummodo ductum et viam naturæ sequi debet, et nihil pestilentius esse quam turbare naturam in suo curandi opere.
> (STAHL.)

PREMIÈRE PARTIE.

FONDEMENTS HISTORIQUES.

L'un des plus sérieux disciples et admirateurs de Stahl, Michaël Alberti, a consacré au point de médecine soulevé en notre thèse un chapitre particulier, inscrit dans son *Traité des hémorrhoïdes*, publié à Halle en 1722. A la suite de quelques données succinctes sur la partie présente, nous rapporterons au même titre qu'elles, mais à peu près *in extenso*, une traduction dudit chapitre. De cette manière, nous éviterons, à son égard, les périls d'une exposition résumée, et chacun pourra d'ailleurs, en toute ampleur et liberté, s'initier à la pensée d'une école célèbre, relativement à un sujet qui, à l'heure actuelle, en comparaison d'une foule d'autres, me semble assez peu répandu ou accepté.

Ce qui, dans notre interprétation, sera omis à dessein ne nuira en rien aux idées totales de l'auteur sur la question : d'habitude il s'abandonnait aisément, dans un style déjà prolixe, à des aspirations d'un certain ordre, mal placées dans ses thèmes, et aussi à des considérations générales, susceptibles d'être négligées sans nul inconvénient.

I.

Hippocrate avait reconnu, entre les deux maladies que nous envisageons, des liens cliniques qu'il fait ressortir dans l'un de ses aphorismes, dont la citation est renfermée dans l'écrit que nous devons transcrire plus loin.

Galien, à la fin de son commentaire sur le 6ᵉ livre *des Épidémies* du précédent auteur, nous apprend que les hémorrhoïdes préservent d'un grand nombre d'affections, et en particulier dissipent, «de même que les varices, les souffrances de la goutte et les douleurs d'articulations. »

Forestus parle d'un homme sujet aux hémorrhoïdes, lesquelles, s'étant supprimées, donnèrent naissance à une fièvre tierce suivie d'un violent accès de goutte articulaire, qui le retint au lit pendant plus de trois semaines. Dans une deuxième circonstance, il a vu un goutteux délivré presque subitement de violentes douleurs articulaires, par la formation également soudaine d'une tumeur hémorrhoïdale.

Il rappelle encore d'autres occasions où, à sa connaissance, les hémorrhoïdes ont jugé des affections invétérées de nature goutteuse et rhumatismale.

Musgrave, en traitant de la goutte vague et des mille aspects qu'elle revêt, fait mention de la goutte établie dans les tumeurs hémorrhoïdales ou dans le rectum. Maintes fois, dans le cours de son exercice, cette maladie s'est offerte à lui en liaison si intime **et** évidente avec les hémorrhoïdes, qu'elle n'a pu, dit-il, lui échapper sous cette forme.

Frédéric Hoffmann a observé que *des hémorrhoïdes supprimées* ont été immédiatement suppléées par *une attaque de goutte aux pieds;* à propos de cet accident de suppression, il écrit : «Il nous serait aisé de fournir de nombreux exemples pour prouver les dangers des hémorrhoïdes supprimées ; mais celui que nous avons signalé, il y a quelques années, peut en donner une idée et tenir lieu du reste : Un homme des plus distingués, d'environ 50 ans, avait, à la suite d'hémorrhoïdes suspendues par l'emploi abusif de boissons et bains froids, contracté la goutte et le mal hypochondriaque. M'ayant consulté, et avec la grâce de Dieu, il fut si efficacement et si promptement soulagé de ce premier mal, que ses hémorrhoïdes reparurent ; mais, comme elles coulaient à flots, il me supplia d'en modérer le flux. Je m'y refusai *obstinément,* en lui disant qu'il devait se réjouir au fond de son cœur (*in suo pectore*) du retour de son écoulement. Il consulta peu après, en dehors de moi, un médicastre qui, par l'usage des opiacés, arrêta l'excrétion. Tout allait bien en apparence, et le malade, heureux, se promenait quitte de tout mal, lorsque, pendant la nuit, il fut pris tout à coup d'anxiétés, de douleurs extrêmement intenses partout ; et, au bout du huitième jour, ayant été saisi d'un accès de furie, il succomba au milieu de convulsions. »

Stahl appuyait avec force sur le point que nous essayons de relever, et s'attachait, en toute occasion, à le mettre soigneusement en saillie ; et c'est même peut-être, à raison de cette double circonstance, que le sujet est tombé dans l'abandon injuste où il gît, depuis la disparition de son principal défenseur : une certaine prévention, quelque peu fondée, pesait et pèse encore en effet sur ce médecin et sur ses sectateurs, qui, dans la profondeur et la sincérité de leurs convictions, se laissaient parfois emporter sur une pente un peu outrée.

Dans la dissertation du plus ardent adepte de Stahl, on trouvera l'indication des sources diverses où le maître s'occupe du sujet, et plusieurs spécimens de ce qu'il en dit. Ici nous donnerons un fait où l'expression de sa pensée existe sans équivoque, fait rapporté dans la thèse inaugurale de M. le Dʳ Lasègue, agrégé de cette Faculté (1). Notons incidemment que cette dernière contient de Stahl et de ses doctrines une appréciation aussi savante que judicieuse, et d'une lecture indispensable à qui désire bien connaître ce grand médecin et ses principes. Voici le fait en allusion : « Un de mes parents, dit ce dernier, accoutumé à un régime peu sévère, avait été contraint, vers l'âge de 40 ans, de changer ses habitudes actives contre une vie sédentaire. Il fut pris, à cette époque, de douleurs ischiatiques qui s'étendirent assez promptement aux genoux et aux pieds, et finirent par occasionner des douleurs de goutte très-violentes. Comme il était d'ailleurs d'un caractère très-ferme et robuste, et n'avait été tourmenté jusque-là par aucune maladie, il souffrait, sans autres accidents, ces paroxysmes goutteux, qui duraient deux ou trois semaines, se calmaient ensuite et revenaient deux fois, rarement trois fois, chaque année.

« Ces douleurs persistèrent ainsi quatre ans, et cessèrent ensuite si complétement, qu'à sa soixante et dixième année, il n'en avait plus éprouvé aucune atteinte. J'avais alors de 18 à 19 ans, et je m'étonnais d'un événement si heureux, quand, suivant les opinions reçues, la goutte est une maladie incurable. J'attribuais bien, dans la guérison, une part à son médecin, homme savant et habile ; mais ce qui confondait toutes mes idées, c'est que lui-même éprouvait des accès de goutte vifs et fréquents. Par hasard il m'arriva d'entendre dire que ce goutteux, quoiqu'il ne s'en manifestât rien au dehors,

---

(1) *Stahl et sa doctrine*, 1846.

était sujet à un accident que les gens du monde tiennent pour honteux. Je n'osai d'abord l'interroger sur ce point, et j'appris seulement plus tard que cet accident avait certains rapports avec les évacuations particulières aux femmes. Quand j'eus fait quelques progrès dans les études médicales, je sus que les commencements d'un flux hémorrhoïdal avaient coïncidé avec la disparition de la goutte. » Et Stahl ajoute «qu'il se mit dès lors à réfléchir sur les rapports qui peuvent exister entre l'afflux du sang vers les organes contenus dans le bassin, les diverses maladies de la même région, les douleurs ischiatiques, *et la goutte elle-même.* » Dans la suite, il s'appliqua à l'étude de ce qu'il appelle le *métaschématisme* ou la transfiguration des affections, et il arriva, par là, à adopter une classification où les formes morbides étaient rangées moins d'après la ressemblance passagère et provisoire de leurs symptômes, que d'après leurs transformations successives.

Storck a rapporté le fait suivant, entre plusieurs autres :

Consulté en une occasion particulière par un homme de la trentaine, colérique, qui, en l'espace de six mois, avait, en trois reprises différentes, éprouvé un spasme douloureux des pieds et des mains, accompagné de syncope (accidents rapidement calmés par l'emploi des antispasmodiques), il décida qu'il s'agissait d'un *effort hémorrhoïdal goutteux,* en remarquant chez son patient une enflûre du ventre, et ensuite un rétrécissement de l'anus : cependant le malade, sur l'avis d'un autre médecin, fut longtemps sans en rien croire, jusqu'à ce que l'apparition d'un gros tubercule vînt justifier l'appréciation de Storck. Cet homme, en conséquence, se soumit aux prescriptions de l'habile praticien, et fut guéri de cette affection spasmodique par l'application de sangsues à l'anus, et par des saignées de pieds répétées.

Cullen, non sujet à être soupçonné de stahlianisme, et aux yeux de qui les hémorrhoïdes étaient *a nasty disagreeable disease,* née le plus souvent de causes toutes locales, en faisant l'histoire de la goutte, s'exprime ainsi : « Il y a deux cas de métastase goutteuse, dont l'un est une affection du col de la vessie, qui produit douleur, strangurie et catarrhe de cet organe ; l'autre est une affection du rectum , qui ne se manifeste que par de *très-vives douleurs* dans cette partie, et, d'autres fois, par des *tubercules hémorrhoïdaux :* j'ai vu chez les goutteux de semblables affections succéder à l'inflammation des jointures ; mais je ne me flatte pas d'être apte à déterminer si ces affections doivent se rapporter à la goutte rentrée ou à la goutte mal placée. » Et ailleurs, cherchant à s'expliquer les liaisons précédentes, il dit : « Faisons particulièrement observer ici, que quand les hémorrhoïdes ont été originairement une affection de tout le système, ou qu'elles le sont devenues par l'empire de l'habitude, elles acquièrent alors une sympathie particulière avec l'estomac , tellement que certaines maladies de ce viscère déterminent les hémorrhoïdes, et que certains états de l'affection hémorrhoïdale excitent des désordres de l'estomac : c'est peut-être en raison de cette sympathie que la goutte attaque quelquefois le rectum. »

Bordeu, dans ses œuvres complètes , a inscrit le fait suivant, à l'appui de ces mêmes rapports.

« Un homme, après avoir éprouvé dans sa jeunesse de violents et fréquents *maux de tête et de gorge, des saignements de nez, des toux réitérées,* fut ensuite sujet à des *coliques atroces* auxquelles succédèrent *le flux hémorrhoïdal, des douleurs vagues aux reins et aux bras :* les hémorrhoïdes étant venues à diminuer et à cesser entièrement vers les dernières années de sa vie, il périt à 60 ans d'une attaque d'apoplexie. »

Lorry, qui, à l'instar du vieil humorisme, regardait les hémorrhoïdes comme la sentine du corps humain ou le déversoir de l'atrabile, considère la suppression du flux hémorrhoïdal comme la principale cause de la mélancolie ; il envisage encore ce flux comme un supplément de la respiration chez les hommes mûrs et chez les vieillards, « et son interruption, dit-il, amène des craintes, des vertiges, de l'hypochondrie, des apoplexies, *des douleurs de goutte, des éruptions cutanées, notamment les dartres.* » A son avis, par contre, toutes ces diverses affections disparaissent chez les sujets qui, n'ayant jamais eu d'hémorrhoïdes, en voient surgir tout d'un coup.

Dans un traité ayant pour titre *de Præcipuis morborum mutationibus et conversionibus*, le même auteur signale encore des liens morbides entre la goutte et les hémorrhoïdes.

Trnka (Wenceslas) dans ses volumes sur cette dernière affection, parle desdits rapports dans les termes suivants, au chapitre de la symptomatologie : « Ce n'est point sans raison que la podagre peut être dénommée *hémorrhoïdale*, puisqu'on l'a vue se calmer dans des cas où survenait un flux hémorrhoïdal. Un malade hémorrhoïdaire d'Albert eut la goutte après une arthritis, et le prédicateur de Mollen éprouva quelque chose de semblable. On ne saurait admettre que le vieillard de Vogel ait eu autre chose qu'une goutte hémorrhoïdale ; il en est de même du malade d'Hoffmann. Cependant ce dernier (remarque Trnka) nous enseigne qu'on ne doit pas rapporter toutes les gouttes au flux hémorrhoïdal arrêté ou ayant de la peine à se produire, comme quelques médecins l'ont pensé. «Souvent, dit Hoffmann, bien que le flux des hémorrhoïdes soit venu, et même pendant le flux, j'ai vu les calculs et la goutte exercer leur tyrannie. On n'en peut pas trouver un exemple moins incontestable que celui de Doleus, qui se plaignait souvent à moi, dans ses lettres, que pendant vingt ans, quoique ses hémorrhoïdes aient coulé, il a été horriblement tourmenté par le calcul ou la goutte : il s'en délivra en usant de la diète lactée, pendant deux ans, après lesquels, étant revenu à son ancien régime pour les aliments et les boissons, il fut atteint d'une dysurie qui lui fut enfin funeste. »

Stoll a parlé de goutte *fixée dans les tumeurs hémorrhoïdales et en produisant la gangrène :* il donne un fait très-approchant de celui de Musgrave, relaté antérieurement, et dans lequel une issue à peu près semblable mit fin à la scène.

George Calvert, du Collége royal des chirurgiens de Londres, adhère à l'idée *pratique* d'une union entre les hémorrhoïdes et la goutte. Cette adhésion est consignée dans un excellent chapitre sur les hémorrhoïdes, inclus lui-même dans un ouvrage estimé, intitulé *Diseases of the rectum and anus;* London, 1824. A l'appui de sa croyance, il produit cette note, empruntée à M. Howship :

« Un monsieur, qui était affecté d'un flux sanguin régulier, provenant de tumeurs hémorrhoïdales, fut amené, par les conseils d'un charlatan, contre l'avis de son chirurgien, à s'appliquer sur l'anus une solution vitriolique concentrée : ce moyen suspendit l'écoulemant, mais le malade succomba, en trois jours, à *une violente atteinte sur l'estomac.* » Calvert n'hésite pas à la qualifier de *gouty.*

Pinel, qui reprochait à l'école physico-mécanique de Leyde son *dédain affecté* envers Stahl à l'endroit des hémorrhoïdes, puisque, remarque-t-il, Van Swieten n'a même pas daigné, dans ses *Commentaires sur Boerhaave,* mentionner les vues de ce grand maître ; Pinel, dans sa Nosographie, a confirmé la justesse du point qui nous occupe ; toutefois il remarque qu'Albert écrivait souvent sur le sujet avec une prévention exagérée, qui lui faisait établir une communication trop soutenue entre les hémorrhoïdes et diverses affections chroniques, la goutte principalement.

Récamier, « dont l'esprit sagace, le coup d'œil perçant, saisissaient très-bien, d'après M. Baumès, les rapports des états constitutionnels, leur influence réciproque, leurs modifications, en se transmettant par la voie héréditaire, avait dit avec raison, selon cet auteur, que les hémorrhoïdes se lient directement aux affections goutteuses dans leur étiologie constitutionnelle. »

De Montègre, dans un excellent article du *Dictionnaire des sciences médicales,* publié plus tard isolément (1), et Guilbert, dans une monographie savante sur la goutte, également insérée sous forme d'article dans le même ouvrage, consacrent, par leur assentiment, les rapports en question.

---

(1) *Des Hémorrhoïdes, Traité analytique de toutes les affections hémorrhoïdales,* etc.; Paris, 1819.

A la page 242 de son écrit, le premier de ces médecins, en posant les contre-indications de l'emploi des lavements froids, dit :

« Les personnes qui sont disposées à l'apoplexie, qui ont éprouvé des vertiges, des hémoptysies ou des vomissements de sang, qui sont sujettes à la *goutte vague,* ne pourraient, sans danger, user d'un moyen qui diminue aussi puissamment la fluxion hémorrhoïdale. Il est rare qu'il n'existe pas, entre les hémorrhoïdes et la goutte, les rhumatismes articulaires, les coliques néphrétiques, et quelques autres affections intermittentes semblables, des rapports qui ne permettent pas d'employer assidûment un pareil moyen. »

Le dernier auteur s'exprime ainsi dans un premier passage :

« On trouve beaucoup d'exemples épars d'épistaxis, d'hémoptysies et surtout d'hémorrhagies utérines par cause goutteuse ; mais les observateurs ont reconnu, comme de concert, la liaison qui existe entre le *flux hémorrhoïdal* et la *goutte.* Elle est si intime que Grant a donné comme un signe certain d'une constitution goutteuse la présence des hémorrhoïdes unies à des dispositions mélancoliques, et que Stahl pensait que l'application fréquente des sangsues aux veines hémorrhoïdales pourrait guérir entièrement la goutte. »

Dans un autre endroit, au titre : *Rapports de la goutte avec d'autres maladies et avec elle-même,* on lit ceci : « On dirait que les différentes espèces de la goute agissent les unes sur les autres, et s'influencent réciproquement ; ainsi nous avons vu que la goutte asthénique primitive, lorsqu'elle rétrocédait, donnait lieu spécialement à des affections spasmodiques ; la goutte aiguë, dans le même cas, produit des phlegmasies intenses. La goutte vague simule le plus ordinairement les affections rhumatismales, ou alterne de *préférence* avec des *hémorrhagies,* des *maladies cutanées,* comme les *dartres,* l'*érysipèle,* etc. Combien de goutteux, malades de la podagre, ont été tourmentés, dans leur jeunesse, par des *migraines affreuses,* des *tumeurs hémorrhoïdales énormes,* ou ont eu des *sueurs aux pieds,* abondantes et très-fétides !..... Consultez ceux qu'afflige la goutte vague : auparavant ils étaient hypochondriaques ou sujets à .des *hé-morrhagies du nez*, du *rectum*, à des *érysipèles*, des *dartres*, etc. etc.

M. Gendrin, tout en signalant, comme il convient, le côté outré des doctrines stahliennes, adopte néanmoins le fait clinique d'une liaison entre l'arrêt d'un paroxysme ou d'une série d'attaques d'hé-morrhoïdes, et l'irruption de la goutte et du rhumatisme.

Les écrivains de notre École paraissent apprécier assez peu le point de médecine défendu en cette thèse : il est en effet absent dans quelques-uns, à peine mentionné chez plusieurs, et simplement noté par d'autres, soit sous forme de doute, soit avec une certaine hésitation et restriction. On peut le croire moins qu'en honneur dans l'esprit de M. le professeur Piorry, en particulier, à en juger par la façon dont il traite le sujet en général. Nous terminerons cette première partie de notre revue historique, en rapportant ici, à titre de *négation*, le passage suivant emprunté à ce médecin :

« Ces idées et ces explications (celles de l'étiologie locale des hémor-rhoïdes) sont aussi claires et aussi positives que sont obscures et douteuses les opinions et les hypothèses que l'on s'était faites sur une certaine diathèse, ou constitution hémorrhoïdaire, à laquelle on faisait jouer un rôle immense dans la pathologie de l'homme adulte et même du vieillard. Individualisant les hémorrhoïdes, oubliant qu'elles étaient ume *maladie du rectum*, on les supposait abstracti-vement exister en germe dans l'économie, ou, si ce n'étaient pas elles, c'était au moins la disposition à les contracter. Confondant les effets des pertes de sang qu'elles causent, ou des douleurs qu'elles produisent, avec le mal local lui-même, on formait du tout l'être pathologique le plus faux et le plus incompréhensible. On ne se ren-dait pas raison des phénomènes observés et des prédispositions qu'on admettait par la manière dont s'accomplissaient la circulation et la respiration, ni par les troubles que le cours du sang peut éprou-ver dans l'abdomen ; on avait imaginé je ne sais quel agent hémor-rhoïdaire, quel être indéfini, quel protée fantastique qui, à l'occa-sion, causait soit le flux de sang par le rectum, soit des tumeurs à l'anus, soit enfin des affections *très-dissemblables* entre elles, ayant leur siége dans toutes parties de l'économie.....»

Au bout de cette déclaration, formulée certainement en vue des doctrines stahliennes, nous plaçons en opposition le chapitre d'Alberti, mentionné au début.

II.

DE HÆMORRHOIDUM CONSENSU CUM CALCULO ET PODAGRA.

§ Ier.

....
....

§ II.

Bien que, suivant des opinions vulgaires, la compatibilité entre les hémorrhoïdes, les calculs et la goutte, paraisse difficile, cependant plusieurs médecins anciens, et des modernes la reconnaissent. On produit un argument suranné, à savoir : que le calcul et la goutte obtiennent quelque soulagement du flux hémorrhoïdal en faisant écouler le sang impur et vicieux qui doit, selon l'hypothèse, contribuer à la génération des calculs et de la goutte et à l'exacerbation du mal. Il serait facile de prouver que le flux hémorrhoïdal est moins destiné par sa nature et son essence à l'évacuation d'un sang impur et de mauvaise qualité, qu'à celle d'un sang nuisible par sa quantité et sa superfluité ; et encore cet avantage, qu'on devrait espérer d'un flux hémorrhoïdal légitime et opportun, ne paraît pas

détruire cette idée de communauté entre ces affections, puisqu'il existe entre ces mouvements hémorrhoïdaux, qui ne sont pas encore arrivés au flux, et ces affections une remarquable communion d'effets, qui, par son importance, a besoin de recherches suivies. C'est ainsi qu'on pourra montrer plus clairement comment le calcul et la podagre peuvent être rapportés à des maladies hémorrhoïdales, soit consécutives, soit transformées, ou bien comment des mouvements anomaux et des phénomènes hémorrhoïdaux peuvent efficacement engendrer ces maladies...
....

§ III.

Puisque notre intention est de démontrer les rapports des hémorrhoïdes, des calculs et de la goutte, il est bon de rappeler d'abord ces rapports nombreux qui existent entre les hémorrhoïdes et d'autres maladies...
....

Ainsi, des hémorrhoïdes internes ou externes coïncident avec des affections de tête, de poitrine, de l'abdomen, avec des maladies internes et externes, aiguës et chroniques; quelquefois avec la mélancolie, la manie, le vertige, l'apoplexie, la paralysie, l'épilepsie, la surdité, la suffusion des yeux, l'ophthalmie vraie, l'hémicrânie, la céphalalgie, la paralysie de la langue, l'obscurcissement de la vue;
....
avec l'hydropisie, l'hypochondrie, l'hystérie, les flueurs blanches;
....
enfin les hémorrhoïdes coïncident quelquefois avec l'arthrite, le mal ischiatique, les ulcères externes, les varices, etc. etc., d'où l'on peut voir facilement combien les rapports des hémorrhoïdes sont nombreux et remarquables; de sorte que nous avons jugé digne d'un traité spécial cette communion de rapports entre les hémorrhoïdes, la goutte et les calculs, rapports qui se présentent dans

diverses circonstances : quand les hémorrhoïdes sont troublées dans leur première apparition ; quand, après leur établissement, elles sont supprimées ou retenues ; quand elles ont un cours irrégulier.

. ...

§ IV.

Voyons les témoignages fournis sur ce sujet :

1° Hippocrate (*Lib. de judicat.*, § 10, t. IX, et sect. 6, aph. 9), où il dit que « chez les mélancoliques, et dans les maladies des reins, c'est bon signe quand viennent les hémorrhoïdes ; » aphorisme que Hallerius commente ainsi : « Nous avons vu un homme qui souffrait horriblement des reins, et que rien ne put soulager, ni la saignée, ni les purgatifs, ni les topiques, *si ce n'est un flux d'hémorrhoïdes.* » Baglivi, dans son *Traité des hémorrhoïdes*, note le rapport entre les hémorrhoïdes, la néphrite et le calcul.

2° Stahl (*Disput. de motu sanguinis hæmorrhoïdali*), dans les thèses sur les maladies des âges, sur la pathologie nouvelle des calculs, sur la goutte, sur la pratique médicale. Voici qu'elles sont ses paroles : « Le Dr Président rapporte plusieurs exemples de connaissances de parents qui, après d'affreuses arthrites des genoux, des pieds, et des douleurs ischiatiques, vécurent à l'abri de ces souffrances par suite de l'établissement des hémorrhoïdes, ou bien qui, ayant des hémorrhoïdes prématurément, quand elles se supprimaient, étaient affectés de douleurs ischiatiques, d'arthrite, de podagre, de stupeur des pieds, de contractures, d'impuissance, de semi-paralysies.

3° Hippocrate encore mentionne les hémorrhoïdes dans son livre des *Prorrhétiques*, dont Stahl commenta le texte dans le chapitre intitulé *Histoire pathologique, hippocratique, des affections qui ont des rapports avec les douleurs coxales.*

§ V.

. . . .

Les circonstances qui servent à établir ces rapports sont les suivantes :

Les sujets qui sont atteints de goutte et de calculs sont du même âge et du même tempérament que ceux chez lesquels les mouvements hémorrhoïdaux ont lieu ; c'est pourquoi Stahl dit dans sa *Nouvelle pathologie des calculs*, p. 16 : « Les calculs arrivent précisément à cet âge où on est exposé à des efforts d'excrétion sanguine vers les émonctoires hémorrhoïdaux, et non-seulement chez ceux qui subissent des évacuations, mais encore chez ceux dont les hémorrhoïdes ont de la peine à se produire ; » et, dans sa thèse sur la goutte, p. 27, il écrit : « La goutte arrive à cet âge où les hémorrhoïdes et les varices ont l'habitude de se produire. » Il convient encore de citer ce passage remarquable de la même thèse : « Nous sommes certain que c'est au mouvement hémorrhoïdal externe et variqueux, et aux tensions et pressions sanguines qui en sont la suite, que se rapporte la pathologie fondamentale de la goutte et des autres arthrites. » Les mouvements hémorrhoïdaux qui tournent difficilement ou irrégulièrement en flux se changent en affections calculeuses et goutteuses, en remontant aux reins et en passant aux pieds, et ils déterminent finalement des congestions violentes et des commotions spasmodiques. Il arrive quelquefois que ces mouvements n'abandonnent pas entièrement le siége des lieux hémorrhoïdiques, et alternent ainsi avec les douleurs de la goutte et des calculs ; et quand, après l'établissement complet de la goutte et du calcul, les hémorrhoïdes viennent à fluer, l'effet calculeux et goutteux a de la peine à diminuer par le flux, à moins que cette évacuation n'arrive auparavant. Il y a aussi coïncidence des mouvements hémorrhoïdaux avec les souffrances de la goutte et des calculs : spasmes, tractions, tension dans les lombes, la région coccygienne, les ischions, sécheresses du ventre, etc. etc. ....

§ VI.

La même chose à dire pour les hémorrhoïdes externes ; aussi les affections arthritiques, ischiatiques, néphrétiques, variqueuses, ont avec elles la même affinité.

Nous ne voulons pas nier que, lorsque les mouvements hémorrhoïdaux internes et externes communiquent entre eux, et se convertissent l'un dans l'autre, les hémorrhoïdes internes ne se lient à la goutte et aux calculs, bien que ce soient principalement les hémorrhoïdes externes..... ; surtout dans les cas de colère, d'emportements, dans l'abus des plaisirs de l'amour, un régime riche, très-spiritueux, etc...

Stahl (*Disput. de calculo*, p. 14) dit : «Une expérience quotidienne prouve que les néphrites, les calculs, les mictions sanguinolentes, sont des complications ordinaires chez les hémorrhoïdaires, et que souvent il y a succession entre ces affections ; » et page 4 : «Le calcul accompagne si souvent les hémorrhoïdes, la goutte et l'arthrite, que c'est une exception que le goutteux soit affligé de son mal, sans être en même temps tourmenté plus d'une fois par les calculs ; » il arrive souvent que les calculs et la goutte se montrent aux changements de l'année, qui amènent une recrudescence dans les mouvements hémorrhoïdaux, à l'équinoxe et au solstice. Tous ceux qui, avec un flux libre des hémorrhoïdes, sont sujets aux attaques de goutte et de calculs, éprouvent quelque avantage de ce flux, à moins que, *par des causes extraordinaires*, ces attaques ne soient rendues trop fréquentes et opiniâtres. Il faut avoir soin, en pareil cas, d'éloigner ces causes, afin de mitiger ces premières manifestations, et de rendre à l'écoulement ses bons effets.

§ VII.

Les affections des reins qui ont des rapports avec les hémorrhoïdes ont un double caractère : ou bien c'est la néphrite simple, c'est-à-dire des commotions spasmodiques congestives, inflammatoires, se portant vers les reins, ou la même affection constituée par un calcul.....

Souvent coïncident ou précèdent des tractions et des tortillements d'intestins, des expansions flatulentes, qui se compliquent quelquefois de déchirements spasmodiques, de douleurs coxalgiques, s'étendant jusqu'au bas du dos, et parfois se fixant dans les reins. Quelquefois on voit précéder, concourir ou alterner, les tractions spasmodiques des pieds, qui bientôt passent dans une autre région, et constituent *une maladie vague et embarrassée*..... Ce changement de douleurs s'appuie sur la communauté de ces maladies. Quelquefois cette coïncidence n'existe qu'entre les hémorrhoïdes et les calculs, la goutte manque ; mais elle ne tarde pas à s'adjoindre à ces affections, pour peu que le régime y aide un peu. Chez d'autres, les hémorrhoïdes sont en rapport avec la goutte, et pourtant s'y ajoutent les affections calculeuses. Il faut encore signaler d'autres douleurs qui font partie de cette trinité des hémorrhoïdes, du calcul et de la goutte, et masquent souvent l'affection principale : ce sont les cardialgies, les flatulences, les douleurs d'entrailles, les vomissements, tous très-pénibles. Si on traite à faux, c'est-à-dire si les indications sont mal comprises, il y a aggravation. Chez quelques calculeux et goutteux, le consensus hémorrhoïdal se manifeste avec des ténesmes violents, qui ont coutume d'accompagner des exacerbations néphrétiques. Une expérience attentive démontre aussi que les goutteux, les calculeux, éprouvent par intervalles, à l'anus, des efflorescences prurigineuses et serpigineuses ; efflorescences que

nous rapportons moins à l'âcreté du sang qu'au mouvement hémorrhoïdal ; c'est ce qu'a démontré le Dr Président, dans sa discussion
sur les hémorrhoïdes borgnes et blanches. Il arrive que de tels
hémorrhoïdaires éprouvent de la douleur, de la stupeur, dans les
pieds, jusqu'à ce qu'enfin la goutte, la gonagre, l'ischialgie, arrivent.
Rapprochons ce que dit Stahl (*Disput. de metaschematismo morborum*, § 28 et 33, et ce qu'il dit dans la *Théorie médicale vraie*,
p. 1372), pour montrer la vérité de ce que nous avançons. . . . .

§ VIII.

Quand les mouvements hémorrhoïdaux se convertissent en calcul et en goutte, ils s'écartent alors de leur état franc, libre et
légitime, et ont de la peine à produire un flux parfait. Plus les
douleurs calculeuses, néphrétiques, goutteuses, ont d'intensité et
de durée, plus les empêchements aux évacuations hémorrhoïdales
ont lieu, et les mouvements hémorrhoïdaux persistent dans un
cours irrégulier. Mais, quand antérieurement les hémorrhoïdes ont
eu un flux, si les douleurs des reins ou de la goutte sont trop violentes ou trop fréquentes, alors il arrive que le flux qui doit revenir
éprouve des troubles et des retards dans son apparition ; et si le
flux légitime des hémorrhoïdes reparaît pendant les souffrances
néphrétiques et goutteuses, alors les premières souffrances cessent.
Stahl (*de Podagra*, p. 29) dit : «Je connais beaucoup d'exemples
de gens qui, après un commencement de goutte ou d'ischialgie,
tourmentés par plusieurs paroxysmes, sont restés, à la suite d'un
développement d'hémorrhoïdes s'établissant bien, indemnes pendant plusieurs années, et jusqu'à leur vieillesse, de toute attaque
de goutte ; j'en connais chez qui un abondant flux hémorrhoïdal,
après des atteintes des articulations, a amené une libération presque
complète ; d'autres qu'un rétablissement tardif dans le flux a
plongé dans la stupeur, et une forte tension, et des élancements

dans la cuisse. » De tout cela, ajoute le savant cité, nous concluons
que la goutte n'est qu'un mouvement douloureux spasmodique,
produit par un mouvement hémorrhoïdal externe et variqueux. . .
. . . .

§ IX.

Ces rapports entre les hémorrhoïdes, la goutte et les calculs, ne
reposent pas sur une connexion pure et simple des parties, et sur
l'harmonie du système nerveux ; nous trouvons plutôt la base de ces
rapports dans une commune progression du sang qui s'exécute
dans ces lieux : car le sang se rend là à travers les veines hémorrhoïdales externes, refluant des hypogastriques, des iliaques internes dans l'iliaque externe et dans la veine cave ; des reins, il se
rend par les émulgentes dans la veine cave ; d'où il arrive que, si
le sang est *ventilé*, ou diminué par les hémorrhoïdes externes, la
veine cave est un peu désemplie, ce qui permet au sang qui revient
des pieds et des reins de pénétrer dans la veine cave ; c'est pourquoi les hémorrhoïdes externes qui fluent bien préviennent ou
amoindrissent la goutte ou le calcul, et ainsi s'établissent leurs
rapports avec ces maladies. . . . .
. . . .

§ X.

Le flux hémorrhoïdal est un acte de la nature par lequel elle
évacue le sang superflu et incommode par les lieux hémorrhoïdaires ; mais, comme pour diverses raisons les mouvements hémorrhoïdaux externes arrivent un peu plus difficilement au but désiré,
il se fait que pour remplir son but, elle cherche à le faire dans
les lieux qui ont des rapports avec les hémorrhoïdiques ; et, si
elle ne peut y parvenir, elle tend à produire cette excrétion ailleurs : de là viennent ces congestions dans les reins et les pieds,

qui suivent les mouvements hémorrhoïdaux externes troublés; car
les pieds et les reins sont des déversoirs où la nature a l'habitude
de suppléer aux flux hémorrhoïdaux faisant défaut, et la nature est
poussée à ces aberrations par des causes de deux sortes : 1° par
celles qui troublent les mouvements réguliers; 2° par celles qui atti-
rent dans les reins et les pieds ces mouvements. . . . .

. . . .

§ XI.

Lorsque ces mouvements spasmodiques congestionnels et tensifs
ont produit dans le voisinage des lieux hémorrhoïdaux, ou dans ces
parties même, les excrétions de cette espèce, on peut facilement
comprendre comment la nature, après avoir obtenu l'évacuation
naturelle, renonce à ces déviations, rentre dans le repos, et ne
cherche point à atteindre son but dans des lieux éloignés, puisqu'elle l'a obtenu dans des endroits appropriés ou circonvoisins.
Mais, si le flux hémorrhoïdal est insuffisant, embarrassé ou troublé,
alors la nature cherche à se satisfaire *quelque part*, soit loin, soit
près.

Or, s'il arrive que le mouvement hémorrhoïdal légitime ait été
provoqué trop fortement par de mauvais médicaments, comme par
des émotions immodérées ou un régime intempestif, la nature alors
tombe dans des excès, et elle tend à accomplir l'effort hémorrhoïdal dans des lieux variés; d'où il résulte que quelquefois les
sujets qui *jouissent* du flux hémorrhoïdal éprouvent, par intervalles,
des atteintes néphrétiques, calculeuses ou goutteuses. D'autres fois
il arrive que si le calcul est définitivement formé ou la goutte confirmée, le flux hémorrhoïdal n'enlève pas tout à fait ces affections;
mais il ne se produit point en vain, et procure divers avantages,
tantôt en prévenant l'irruption d'autres accidents hémorrhoïdaux,
ou douleurs anomales de même nature, douleurs qui, si le flux
hémorrhoïdal venait à tarir, se compliqueraient, d'une manière

certaine, des autres maladies ; tantôt en suspendant les congestions sanguines imminentes vers les reins, lesquelles amènent de fréquentes exacerbations de la maladie calculeuse : c'est-à-dire que les calculs et la goutte se maintiennent dans un degré mitigé, qui ne permet point à la nature de trouver une cause ou une occasion de rechercher l'évacuation du sang dans des lieux anomaux, avec impétuosité, comme lorsque les hémorrhoïdes ont été supprimées. Donc, plus la nature dirige ses mouvements vers la purgation hémorrhoïdale, sans toutefois obtenir une décharge suffisante, par suite d'une *inaptitude* des lieux hémorrhoïdaux externes, plus il arrive facilement, chez quelques sujets, qu'elle provoque ce flux hémorrhoïdal avec des coliques tormineuses. C'est pourquoi les hémorrhoïdaires qui sont en même temps calculeux sont plus aisément et plus fréquemment exposés aux dépravations et corruptions de tous genres, et à des coliques non-seulement flatulentes et diarrhéiques, mais encore et surtout de nature hémorrhoïdale, comme l'a démontré la thèse du Dr Président sur la *colique hémorrhoïdale*.

Il n'existe pas de cause plus énergique, plus efficace pour provoquer, conserver et confirmer ce consensus, que les émotions de l'âme, principalement la colère comprimée, qui excite la nature à remplir ses fonctions avec exagération et *immodération*, outre les autres causes dont nous avons parlé précédemment, et au nombre desquelles nous rappelons ici l'abus des plaisirs vénériens, qui, chez les sujets prédisposés, non-seulement augmentent les flux hémorrhoïdaux, les excitent, les provoquent, mais encore les détournent avec facilité vers les reins et les dépendances des organes génitaux.

C'est ainsi qu'agissent encore les diurétiques et les purgatifs violents qui ont coutume de transporter les mouvements hémorrhoïdaux dans d'autres lieux.

N'oublions point encore ici l'usage imprudent des aloétiques, des hellébores, des térébinthacées, de ces remèdes âcres et chauds, qui non-seulement exaspèrent les mouvements hémorrhoïdaux, mais aident de plus à les précipiter dans l'*anomalie*.

§ XII.

Nous allons exposer brièvement la pratique du présent consensus entre les hémorrhoïdes, le calcul et la goutte : il sera encore utile de parcourir en peu de mots les choses qui regardent la direction légitime des mouvements hémorrhoïdaux, puisque dans ce consensus le premier soin regarde la question hémorrhoïdale, et qu'ainsi la base naturelle et véritable de cette lésion compliquée sera bien traitée, pour que le praticien prudent puisse, dans chaque acte de ce drame pathologique des hémorrhoïdes, du calcul et de la podagre, agir par des moyens propices. Nous ne nous engageons pas à donner ici un traité et des conseils pratiques sur ce qui regarde spécialement le traitement de la podagre et des calculs, nous noterons seulement et de préférence les considérations générales qui ont rapport au traitement médical du présent consensus : mais, avant d'aborder la méthode positive de guérir, nous croyons à propos d'indiquer les précautions pratiques, et de faire connaître les essais médicaux qui ont coutume de consolider et d'aggraver les rapports de ces trois maladies.

Sont nuisibles, lorsqu'il y a eu des hémorrhoïdes, des purgations exagérées, des stimulations du ventre qui pervertissent plutôt les mouvements hémorrhoïdaux et les rendent irréguliers; mais, en revanche, il y a du danger à ne pas s'occuper des compressions et de la sécheresse des intestins, et à négliger trop les évacuations alvines, qui contribuent au dénouement opportun et salutaire de ces mouvements, et préviennent les perturbations et les déviations. Les remèdes qui excitent trop vivement les mouvements hémorrhoïdaux et qui les portent à des digressions ou à des progrès désordonnés et exagérés sont également dangereux. Les aloétiques ordinaires, qui par leur composition excitent des troubles excessifs dans les voies hémorrhoï-

dales, sont également préjudiciables; de même les préparations mar-
tiales communes données de bonne heure et largement, préparations
qui amènent plus fréquemment l'occlusion que l'ouverture dans les
voies hémorrhoïdales. Le sont encore les drogues très-violentes qui
stimulent les susdites voies hémorrhoïdales et donnent de la turges-
cence aux humeurs; elles engendrent très-promptement des déplacements suspects dans les mouvements hémorrhoïdaux. Il faut encore
rejeter les carminatifs et les aloétiques vulgaires recommandés quelquefois en pareils cas, parce qu'étant composés d'ingrédiens trop
âcres, ils détournent les mouvements, et égarent leur cours. Il faut
pareillement éloigner les opiacés qui entraînent après eux les affections hydropiques, hectiques, tympaniques, œdémateuses, ou des stu-
peurs des pieds. Il faut proscrire les diurétiques trop énergiques dirigés contre les calculs, parce qu'ils détournent les mouvements hémorrhoïdaux de leur siége d'élection. Bannissez encore tous ces remèdes
qui, sans rapport avec la maladie hémorrhoïdale, ne s'adressent qu'au
calcul et à la goutte. Toutes les accumulations de sang quelles qu'elles
soient, provenant ou de l'oubli d'une émission sanguine préserva-
trice artificielle, ou de l'usage d'aliments ou de boissons trop riches,
sont nuisibles : semblablement, tous ces traitements palliatifs contre
les symptômes qui caractérisent ce *consensus*, puis les topiques ré-
frigérants répercussifs, les sulfureux, qui troublent toujours gravement les mouvements quels qu'ils soient, hémorrhoïdaux, néphrétiques, ou podagriques : il faut se garder de toutes ces espèces de
remèdes, si nous avons à notre disposition d'autres moyens salutaires
contre ce consensus.

§ III.

Après avoir indiqué ces précautions pratiques, il est utile d'en-
seigner par quelle thérapeutique positive nous devons attaquer la
triade des hémorrhoïdes, du calcul et de la goutte : le premier soin
de l'homme de l'art sage, c'est de pousser les hémorrhoïdes vers une

issue légitime, ou de les conserver. Dans ce but, on a recours à l'évacuation des matières alvines, à des laxations opportunes par la rhubarbe, et les préparations aloétiques corrigées et réfractées. C'est ici que conviennent les aliments relâchants; ensuite les saignées du pied préservatrices, et en seconde ligne les applications de sangsues aux voies hémorrhoïdales. Les frictions du dos, des cuisses, des pieds, avec des linges chauds, et tous les moyens qui provoquent les mouvements hémorrhoïdaux, sont très-bons; notons ici spécialement l'usage habile et répété des sangsues. Ces moyens sont surtout utiles quand le flux hémorrhoïdal ne se produit pas naturellement; mais, quand en retour les calculeux et les goutteux jouissent de ce flux apparaissant de temps en temps, on doit employer la plus grande circonspection pour ne point le troubler ou le pervertir, soit qu'on le rende trop fort, soit qu'on l'arrête complétement : la base de ce traitement consiste dans une modération parfaite des mouvements et des flux hémorrhoïdaux. Mais, lorsque des commotions irrégulières se présentent, l'homme de l'art prévoyant tâchera de les apaiser; il y réussira par les lénitifs, les tempérants et les sédatifs, moyens qui ont été indiqués par le D* Président, dans sa thèse sur les *Anomalies des hémorrhoïdes*, et sous le même titre dans sa *Pratique médicale*. Car toutes les fois que les mouvements hémorrhoïdaux se conservent dans un ordre convenable, le *reste* du consensus en éprouve de grands avantages; et lorsque les hommes de l'art, s'occupant plus des calculs et de la goutte, négligent la question radicale des hémorrhoïdes, ils réussissent moins vis-à-vis du consensus, et tous les autres moyens palliatifs dirigés contre la goutte et la pierre ne donneront des espérances certaines que lorsque le médecin pourra satisfaire au traitement fondamental, dans cette union des trois maladies : c'est pourquoi, toutes les fois que des mouvements hémorrhoïdaux anomaux commencent à s'égarer vers les reins ou les pieds, le traitant doit diriger ces mouvements vers les lieux qui leur conviennent, quoiqu'il puisse plus particulièrement opposer ses efforts aux calculs et à la goutte, traitement spécial dont il est

inutile de parler ici. Nous avons traité la base de la question hémorrhoïdale, et nous avons fait connaître comment certains de ces remèdes peuvent être employés, les uns à la curation, les autres à la
prophylaxie de ces maladies.

§ XIV.

Il est utile d'indiquer comment les sujets, sous l'influence de ce
consensus, doivent conserver un régime rigoureux dans leur genre
de vie, de peur que, par quelque cause provenant de la façon commune de vivre, les mouvements hémorrhoïdaux ne soient troublés,
ou que les affections calculeuses et goutteuses ne soient aggravées.
Avant tout il faut prescrire le repos de l'esprit, dans la crainte qu'il ne
soit troublé par des émotions ou des impressions vives, car non-seulement elles peuvent par elles-mêmes exaspérer gravement chacune
de ces affections isolément, c'est-à-dire les hémorrhoïdes, les calculs
et la podagre, mais encore exciter, alimenter, et consolider très-effi-
cacement le *consensus* qui les unit.

Les réfrigérents externes et internes sont aussi nuisibles qu'une
chaleur exagérée et fréquente du corps ; il faut que le régime soit
modéré, et tel qu'il ne cause aucun trouble dans les premières
voies. Une nourriture et des boissons riches ne sont pas utiles,
tandis que des aliments liquides et des potages méritent d'être
préférés. En fait de régime, les prunes, les raisins, les pommes et
les poires cuites, conviennent, parce qu'ils nettoient le ventre et
les reins, de même qu'il faut mettre en pratique toutes les choses qui
ont été indiquées par le Dr Président dans sa thèse sur les hémorrhoïdes. L'usage d'un vin vieux et généreux, modéré toutefois, est
utile ; les conserves de raisin rendent aussi de grands services, ainsi
que les bouillons de poulet et l'usage tempéré des oléagineux. Un
repos excessif ou un exercice immodéré nuisent : une sage modération est préférable.

La continence ne contribue pas peu à diminuer l'activité de ce consensus.

Il convient d'humecter le corps à l'intérieur, de même que l'usage, même restreint, des bains, apporte un grand soulagement dans cette circonstance. Il faut éviter tous les aliments et tous les médicaments qui stimulent fortement les reins, et détournent les mouvements hémorrhoïdaux en les portant vers ces organes.

Toutefois on emploie utilement, dans le régime, les choses qui nettoient les reins sans grandes secousses et avec succès, principalement chez les calculeux, dans la crainte que les productions calculeuses ne s'amassent et ne produisent des recrudescences de la pierre. Il faut fréquemment avoir recours aux pilules stahliennes, ou aux compositions aloétiques, tempérées ou corrigées; quelquefois les carminatifs choisis et doux sont utiles; enfin il faut éviter la sécheresse ou l'occlusion de l'intestin. Un bon régime et une alimentation choisie apportent plus de soulagement dans ce consensus qu'un traitement spécial et scrupuleux dû à l'art. Nous pensons qu'il est à peine nécessaire d'ajouter quelque chose à ce que nous avons dit, puisque nous venons de faire connaître, suivant notre promesse et notre but, les bases de ces considérations pratiques : nous abandonnons le reste à une sage observation.

DEUXIÈME PARTIE.

BASES ACTUELLES DU SUJET : OBSERVATIONS.

La dissertation d'Alberti, et le coup d'œil historique qui la précède, sont bien propres, à notre avis, à établir l'existence d'une liaison clinique avérée, quelle qu'en soit d'ailleurs la nature, entre les hémorrhoïdes et la goutte ; et l'on a peine à concevoir qu'avec de tels fondements écrits, pris entre d'autres, les hémorrhoïdes puissent encore subsister, dans un grand nombre d'esprits, comme une affection exclusive du rectum.

Les auteurs cités dans notre première partie ont fait ressortir, plus ou moins directement, et avec plus ou moins d'insistance et de précision, les liens dont il s'agit, sans toutefois en rechercher le secret ; il faut cependant en excepter Alberti, qui, en traitant le sujet distinctement, et avec extension, a développé des explications sur les rapports qu'il s'efforce de démontrer.

Dans les vues émises par lui, il est aisé de découvrir l'action d'un point de départ propre, d'une pensée directrice, d'avance liés, dans son esprit, à un système pathologique d'adoption, où la pléthore est la *source* constamment, les hémorrhagies en général (et électivement les hémorrhoïdes), le *terme*, et certains mouvements *vitaux* du sang, les *moyens* d'y parvenir. En dépit de cette conception première de la part du disciple de Stahl, et malgré l'influence qu'en reçoit l'interprétation des faits déroulés dans son chapitre, on peut dire qu'à un point de vue général, cette interprétation, en dehors des faits eux-mêmes, justes pour la plupart et bien observés, s'accorde parfaitement avec ce qui a lieu en pratique : Alberti assigne, effectivement, un rôle supérieur aux *mouvements hémorrhoïdaux*, dans l'*union intime* (*connubium*) qu'il dévoile entre la goutte, le calcul et les hémorrhoïdes : or ces mouvements, que leur nom semble restreindre aux seules régions correspondantes, avaient, pensons-nous, une signification bien plus vaste, au fond, dans l'esprit des stahliens, pour lesquels, à coup sûr, ils réprésentaient les *fluxions*; jugement que confirmeraient, au besoin, les *transports* de ces premiers à des distances très-grandes, aux pieds, aux reins, dans diverses directions, phénomènes capitaux qu'ils font ressortir avec grand soin, pour expliquer la genèse de leurs maladies chroniques.

Dans un assemblage de faits, dont la relation va bientôt suivre, on verra à quel point le *jeu* des fluxions (ces actes si généraux en physiologie et en pathologie) correspond avec les migrations des susdits mouvements dans les effets morbides qui se produisent, et en plus, la grande attention qu'il importe d'accorder, en clinique, à ces déplacements fluxionnaires, que l'école de Stahl a le tort de trop rattacher à la *pléthore*.

Quoi qu'il en soit, Alberti, dans son écrit plein de remarques exactes et de sages préceptes, n'est point arrivé à reconnaître ni à préciser la véritable nature des liaisons en étude, telle du moins que, selon nous, son propre maître en possédait l'*intime conscience*, et qu'elle s'offre à nous dans nos observations, d'où nous espérons pouvoir la mettre en lumière. En tête de chacune desdites observations, figurera un sommaire pour ceux qui jugeront trop ennuyeuse ou fatigante une lecture *in extenso*; nous faisons remarquer toutefois, par devoir, que la nature spéciale de notre sujet réclamerait ce dernier sacrifice, qui ne serait pas dépourvu de toute utilité. En s'y résignant, on saisira plus efficacement, dans une relation non morcelée, les liens suceptibles d'exister entre les phénomènes morbides en saillie dans un même recueil pathologique, et tout ce que celui-ci, en outre, pourra offrir de frappant. D'autre part, imbu de l'ensemble général des faits, on sera mieux préparé à juger les notes, remarques, conclusions et déductions cliniques qui seront présentées à leur suite. Nous établissons trois catégories dans nos observations : une première, où se trouve inscrite, dans l'ascendance des sujets, la *goutte classique* ou *vulgaire*, l'espèce non contestée, évidente pour tout le monde ; une deuxième, renfermant des *rhumatismes chroniques*, et ces douleurs bâtardes, mal définies, musculo-articulaires, appelées rhumatismo-goutteuses. On ne sera point surpris de nous voir admettre en cette thèse, malgré son titre précis, ce second genre de faits, à cause du point de doute subsistant encore dans la science à l'endroit de la goutte et du rhumatisme, considérés comme deux affections distinctes. Une troisième enfin, où ne figure, dans la *pathographie* héréditaire, ni goutte ni rhumatismes : nous nous expliquerons ultérieurement à l'égard de cette dernière classe.

A. **Hémorrhoïdes; goutte dans l'ascendance.**

OBSERVATION Ire.

Sujet. — Épistaxis, congestions céphaliques et oculaires ; coryzas, bronchite *dé-lirante,* palpitations cardiaques ; cinq accès complets de congestion cérébrale en quatre ans ; affections variées dans l'intervalle ; état sub-congestif permanent du cerveau ; dyspepsies expulsives et gastralgies ; palpitations syncopiques ; flux dysentériformes ; psoriasis anal.

Provocation d'hémorrhoïdes : bourrelet, fluxions spontanées irrégulières ; congestions et tendances congestives *annulées,* et autres symptômes améliorés, à dater de la première congestion artificielle ; écoulement sanguin podicique pendant deux ans (*santé parfaite*).

Suspension suivie de : épistaxis, hémorrhagies gingivales, congestion cérébrale *imminente,* suffusions oculaires, fluxion uni-manuelle, pytiriasis et eczéma chevelus, prurigo, psoriasis, ecthyma, acné et lichen pilaris.

Famille :

1° Aïeule paternelle : goutte articulaire et néphrétique.

2° Aïeule maternelle : congestions pulmonaires hémoptoïques.

3° Aïeul paternel : apoplexie cérébrale.

4° Aïeul maternel : hématuries.

5° Tante maternelle : règles abondantes, éruptions cutanées, *podalgies* et *chiralgies,* mouvements fébroïdes.

6° Oncle maternel : épistaxis, sueurs aux pieds, cardiopathie mortelle.

7° Oncle maternel : congestions et apoplexies cérébrales.

8° Oncle maternel : angines, ophthalmies, hémorrhoïdes aveugles.

9° Oncle paternel : dispositions congestives, affection cardiaque.

10° Frère : convulsions infantiles mortelles.

11° Sœur : éclampsies fatales à la primiparité.

12° Sœur : névralgies otiques de l'enfance, flux muqueux de l'âge adulte.

13° Enfants de la précédente :
    a. Deux neveux : convulsions mortelles.
    b. Une nièce : granulations pharyngiennes périodiques.
    c. Un neveu : éruptions cutanées.

14° Mère : règles abondantes, hystéricisme, avortements, névralgies faciales et douleurs vagues, palpitations, dyspnées, propensions congestives. —

Après la ménopause : ecthyma généralisé, flux diarrhéiques, fluxions manuelles.

15° Père : hémorrhoïdes sèches éphémères, à la puberté ; flux sanguin. Double retour et double disparition des tumeurs ; nouvelle irruption et quasi-effacement ; affections prurigineuses de la peau ; diarrhées brusques, à éjection terminale sanguine ; pneumonie intense ; flux sanguin intercurrent (résolution rapide) ; flux hémorrhoïdal régulier et durable (santé parfaite); hémorrhoïdes blanches actuelles.

X....., 32 ans; habitude grêle, constitution moyenne, tempérament nerveux-sanguin.

De 8 à 12 ans environ, épistaxis multipliées avec caractère actif, et sans influence nuisible sur la santé ; à la suite, accidents céphaliques divers (vertiges, maux de tête, congestions instantanées avec lipothymies), tellement réitérés et intenses, que six saignées du bras ont été exécutées dans l'espace d'un an et demi.

Ultérieurement, durant plusieurs mois, suffusions sanguines oculaires, périodiques et passagères.

A 21 ans, voyage des Antilles en Europe. Dans les trois premières années à Paris, coryzas nombreux ; bronchite *simple,* néanmoins signalée par un *délire* assez intense, et accès de palpitations de cœur, gênants, répétés et irréguliers.

En novembre 1853, sous les yeux d'une assistance nombreuse, chute avec abolition du sentiment, résolution et insensibilité. (Saignée du bras, qui ramène la conscience extérieure.) Délire et agitation prolongés peu après.

Un médecin des hôpitaux, à Paris, bien connu, arrivé après la saignée, prescrit un lavement salé et des topiques sinapisés.

Rétablissement après le troisième jour.

En octobre 1854, une deuxième invasion sanguine a lieu à la tête; on trouve X....., un matin, la face contre terre, sur le pavé d'une cour.

Existence de symptômes pareils à ceux du premier accès, augmentés de convulsions générales cloniques, puis de spasmes violents limités à l'épaule et au bras droits. (Boissons éthérées, inhalations et vésications ammoniacales, ventouses sèches, grand bain.) Nul amendement, d'où pronostic grave de *tumeur cérébrale,* par un ami de X....., interne de Paris, qui dirige ces premiers soins.

Visite du médecin de l'an dernier, animé pour le malade d'une bienveillance particulière ; jugement favorable de sa part sur l'issue des accidents, malgré un état alarmant pour ceux qui le voient. (Lavement au sel de cuisine, applications errantes de moutarde.) Persistance prolongée de l'état comateux. Nouveau recours au médecin précédent, qui prescrit deux vésicatoires au dedans des cuisses, tout en maintenant son premier pronostic.

Le réveil du sentiment a lieu par l'arrachement brusque des vésicatoires, après un temps d'application suffisant. Déclin graduel de la maladie, dissipée au bout d'une semaine.

A la suite de cette attaque, une sorte de congestion permanente, n'atteignant point le degré morbide, mais appréciable au malade, s'établit au cerveau, qui rarement resta libre complétement. Cet état se traduisait par une lourdeur de tête, l'absence d'une netteté parfaite dans les idées ou dans les conceptions, une absorption intérieure, parfois des distractions vagues, le tout amenant un changement d'humeur, une inaptitude presque absolue au travail intellectuel, et partant du découragement et un défaut de goût. Parallèlement à cet état existait la série des symptômes suivants : une dyspepsie prononcée, avec vomituritions fréquentes des moindres repas ; des palpitations souvent accompagnées de syncope ; des agaceries d'intestins ou coliques sourdes répétées, maintes fois suivies de selles ensanglantées ; enfin une démangeaison rebelle à l'anus, contre laquelle échouèrent toutes sortes de lotions et de soins de toilette.

En juillet 1855, autre chute, avec perte du sentiment, impuissance musculaire, anesthésie, dilatation pupillaire, et spasmes au membre thoracique droit. (Ventouses scarifiées derrière les oreilles, et sinapismes aux extrémités.) Durée relativement courte de cette congestion.

En octobre de la même année, survint un quatrième accident, s'éloignant toutefois assez sensiblement de ceux déjà décrits.

X....., un matin, après un travail intellectuel exagéré et prolongé fort avant dans la nuit, quitte son lit, la tête en feu, pour sortir au grand air. Pendant qu'il s'habille en toute hâte, un froid de glace le saisit, et presque au même instant arrivent d'atroces tranchées comme des torsions ou déchirements dans la profondeur des entrailles. Il se laisse retomber sur son lit, d'où il se réveille transi, la tête lourde, et dans un état d'indicible faiblesse. Éprouvant l'annonce de nouvelles douleurs intestinales, il se presse, dans l'idée d'une sollicitation du ventre, de se traîner demi-courbé jusqu'aux lieux d'aisances. Là il s'épuise en vains efforts, ruisselle de sueur, et, sous le coup de nouvelles tortures, réclame l'aide d'une personne qu'il aperçoit par hasard, pour le reconduire dans sa chambre, et, à partir de ce moment, perd toute connaissance.

Quitte de cette nouvelle atteinte, X..... reçut du médecin dévoué, ordinairement appelé à le voir, des conseils pleins d'amitié, concernant sa santé. Ce médecin lui redit avec conviction et insistance « que les divers accidents arrivés chez lui ne sont autre chose, à son avis, que des *fluxions congestives* dépen-

dantes d'un effort vers les hémorrhoïdes,» et il l'engagea instamment à en favoriser l'irruption.

En août 1856, X..... eut besoin d'entreprendre une traversée lointaine. Hors de
la France, il mena une vie de mouvements continuels, et sa santé ne subit aucune épreuve.

Au mois de juin 1857, de retour à Paris, il est inopinément, au début d'un repas, frappé d'un *coup de sang* qui le renverse et le tient anéanti près d'une demi-
heure.

Après cette quatrième ou cinquième fluxion sanguine au cerveau, suffisamment averti, et ennuyé de l'opiniâtreté de ses indispositions multiples, lesquelles
le contraignent à fuir ou à agréer avec crainte les invitations les plus cordiales,
X..... se décide, vers la fin de l'année, époque ordinaire de ses accidents, à mettre à profit les exhortations de son médecin et ami. Il prit en conséquence de
l'aloès, et en moins de huit jours sentit à l'anus un bourrelet énorme, lequel oc-
casionna de si vives souffrances, que déjà tous les regrets de X..... en sont
éveillés.

A compter de là, cette partie devint le siége d'une pesanteur qui subsista
longtemps, et une fluxion simple s'y localisa, irrégulière, avec phénomènes précurseurs, douloureuse le plus souvent, assez une fois pour nécessiter la mise de
neuf sangsues au fondement.

Cette marche resta telle pendant plusieurs mois, et déjà, depuis un temps
assez long, X..... pouvait ressentir dans sa santé une amélioration des mieux
marquées : le cerveau supportait sans peine ni dégoût un travail assidu, juste à
cette époque devenu obligatoire : toute tendance fluxionnaire vers les organes
importants cessa, de même que les palpitations, les mauvaises digestions et le
prurit de l'anus, et l'ancien valétudinaire put reprendre, sans arrière-pensée, ses
habitudes de société.

Un flux sanguin avec *molimen* s'établit par la suite, précédé, un ou deux jours
auparavant, d'une propension vers la mélancolie et d'un sentiment de brisement
dans les jointures, et s'annonçant plus immédiatement par des frissons généraux, unis à une sécrétion gazeuse des intestins, et à de la pesanteur dans les
lombes.

Pendant vingt-cinq mois, cet écoulement, tantôt isolé, tantôt allié à une
garde-robe, s'est manifesté avec une grande régularité tous les vingt-quatre ou
vingt-huit jours en moyenne. Depuis tout près d'une demi-année (juin à décembre 1860) qu'il manque entièrement, les phénomènes suivants ont été observés
chez le sujet : deux épistaxis, un nombre double d'hémorrhagies gingivales, des
congestions sur les yeux, une fluxion inflammatoire à une main. L'absence de

tout signe appréciable pendant cinq semaines amena une telle congestion de la tête, qu'une saignée anale devint nécessaire.

Après cela, dans un espace de treize semaines, une série de manifestations *cutanées* se montra dans l'ordre suivant : papules de prurigo disséminées sur les membres supérieurs; à leur suite, éruption sur les cuisses d'une dizaine de pustules d'ecthyma avortées, à base très-dure, rouge et douloureuse; puis deux plaques psoriasiques très-nettement dessinées. Pendant leur existence, fluxion eczémateuse au cuir chevelu, sur le haut du cou et aux oreilles, ajoutée à un pityriasis ancien et léger de la tête.

Depuis la fin de novembre 1860, on constate la présence, sur le front et à la partie supérieure de la poitrine et du dos, dans une assez large étendue, d'une poussée caractéristique d'*acné pilaris*, avec association de lichen de même espèce, circonstance qui donne lieu à une très-vive démangeaison.

L'un des saignements du nez et des gencives a coïncidé, chacun très-exactement, avec l'époque habituelle des excrétions hémorrhoïdales.

Le reste des hémorrhagies de la bouche a eu lieu soit un peu avant, soit un peu après, et la seconde épistaxis a suivi la première de onze jours.

Les dartres se sont annoncées un mois environ après l'apparition des premiers boutons ecthymateux. Quant à l'affection croûteuse et humide de la tête et des oreilles, elle a coexisté avec ces deux dernières, et marche aujourd'hui concurremment avec la double localisation morbide pileuse, signalée plus haut. Ajoutons qu'elle est en outre, de temps en temps, le siége d'une exacerbation fluxionnaire, nettement indiquée par une augmentation dans le prurit, les picotements et la sécrétion dont elle est le siége.

A. *Ascendants.*

1° Aïeul paternel : mort d'apoplexie du cerveau à l'âge de 49 ans.

2° Aïeule paternelle : a vécu un peu moins de cinquante années. A la suite d'accès de goutte et après expulsion de sable fin par l'urèthre en plusieurs fois, elle eut les doigts contournés en *zigzag*; le tout constituant, selon elle, un legs paternel.

3° Aïeul maternel : il succomba à 52 ans, après avoir été tourmenté pendant plusieurs années par des hématuries répétées.

4° Aïeule maternelle : emportée dans l'âge mûr par un vomissement sanguin, précédé, longtemps auparavant, de congestions pulmonaires hémoptoïques.

B. *Collatéraux*.

Trois oncles et une tante sont issus de ses grands-parents maternels, et un seul oncle émane du sang de ses aïeuls paternels.

1° Des trois premiers, un seul survit ; il est âgé de 48 ans, et affecté, depuis douze années, d'*hémorrhoïdes sèches, à fluxions irrégulières et lointaines*. Il souffrit dans son jeune âge de maux de gorge fréquents et d'inflammations d'yeux rebelles.

2° L'aîné usa peu sobrement de la vie durant une carrière militaire pleine de déboires.

Jusqu'au delà de 40 ans, il éprouva des épistaxis réitérées, et plus tard des *sueurs* profuses aux pieds et aux mains. Il mourut à 43 ans d'une double affection du cœur et du foie, attribuée dans la famille à ses sueurs supprimées.

3° Le plus jeune, corpulent, gros mangeur, abusant des liqueurs fortes et des plaisirs énervants, avec des habitudes sédentaires, succomba à 40 ans tout au plus, après une seconde attaque d'apoplexie cérébrale ; il avait eu antérieurement une série de coups de sang vers la tête.

4° La tante, également replète, a aujourd'hui 44 ans. Toute sa vie, elle a été *abondamment* et irrégulièrement menstruée. A une époque déjà assez éloignée, et pendant longtemps, elle eut des éruptions diverses à la peau, notamment des poussées d'érysipèles, qui, chaque année, éclosaient à deux ou trois reprises sur le visage.

Il y a environ sept ans, elle souffrit aux deux poignets et à l'un des pieds de douleurs très-aiguës, bien qu'à l'extérieur il se manifestât peu d'inflammation.

En 1855, loin de tout foyer spécifique, sous le ciel sec et chaud de la ville qu'elle habite, elle fut prise de *mouvements* ressemblant à des fièvres d'accès passagères et irrégulières, dans lesquelles les trois stades se succédaient en moins d'une demi-heure ; une tension prononcée de la moitié des membres inférieurs marquait ordinairement la période de chaleur. Cet état persista pendant près de huit mois, malgré l'emploi prolongé du sulfate de quinine et d'autres fébrifuges employés dans le pays.

5° L'oncle paternel, gros, excessivement actif, présentait très-manifestement les traits du tempérament apoplectique ; sans cesse tourmenté par le sang, il avait adopté l'habitude, abandonnée tard, de se faire saigner deux fois chaque année. Il est mort il y a dix ans d'une hypertrophie cardiaque avec ascite et anasarque.

C. *Consanguins.*

Au nombre de trois, un frère et deux sœurs.

1° Le premier, venu après X...., est mort à l'âge de 5 ans à la suite de très-nombreuses convulsions.

2° L'une des sœurs, la seconde née, grande, bien développée, d'un physique où la richesse du sang se trahissait à première vue, est morte à 20 ans dans des accès d'éclampsie, à la suite d'un premier accouchement très-simple.

3° L'autre, survivante, est dans sa trente-cinquième année et mariée. Dès sa plus tendre enfance, elle éprouva des crises d'oreilles atroces, qui persistèrent longtemps.

A 25 ans, après des souffrances névralgiques vives limitées à un seul de ces organes, il s'y établit un flux muqueux inodore, qui, aujourd'hui encore, apparaît de loin en loin, avec symptômes fluxionnaires et surdité passagère. Deux de ses enfants sont morts de convulsions en l'espace de six semaines. De ceux qui restent, une petite fille a très-souvent des boutons rouges dans la gorge, et un petit garçon a presque constamment, depuis six mois, quelque éruption sur le corps, de clous, notamment.

D. *Parents directs.*

1° Sa mère, âgée de 55 ans, mince, nerveuse, a toujours été *très-abondamment réglée.* Étant jeune femme, elle eut, à la suite d'accidents nerveux et de pertes sanguines, trois ou quatre avortements successifs. A diverses époques de sa vie, elle fut éprouvée par des névralgies faciales cruelles et d'autres douleurs à siéges variés également intenses et persistantes. Bien avant son retour d'âge, elle eut des palpitations cardiaques et des difficultés de respirer, puis des bouffées ardentes à la tête, avec froid glacial aux pieds et aux mains, même au plus fort de l'été, et d'une façon presque permanente. Au début de la ménopause, il y a cinq ans, des symptômes cérébraux graves firent irruption. Deux ans plus tard, à la cessation définitive des règles, une poussée ecthymateuse générale s'établit d'abord, aggravée par un traitement intempestif, menée ensuite aisément à bonne fin par une direction mieux entendue.

Depuis cette époque, la santé est de loin en loin modifiée par les phénomènes suivants : points douloureux et plus ou moins durables, à localisations multiples, mais plus particulièrement fixés dans le ventre; petites diarrhées subites, passagères, alternant constamment avec ces points ; fluxion tensive limitée à une main, persistant d'habitude deux, ou trois jours, en diminuant graduellement.

2° Son père, actuellement âgé de 63 ans, très-robuste autrefois, aujourd'hui sec et fluet, paraît néanmoins avoir une richesse de sang relative.

A la puberté, au milieu des premières ardeurs génitales, à la suite d'une garderobe, il vit son linge taché d'un sang vermeil. Une autre fois, le lendemain d'un grand repas, il se leva pesant, abasourdi, *la tête en feu;* pressamment sollicité par une épreinte, il rejeta en une seule poussée, dans un vase, un *flux* copieux de sang vif, après quoi il éprouva un entier allégement.

A quelque temps de là, sous le coup d'un vif prurit, il sentit au toucher, vers l'anus, comme des *grains de chapelet* d'inégale dimension. Ces tumeurs, qui, aux éjections, produisaient de légers picotements, disparurent progressivement, et cessèrent enfin d'être appréciables.

Vers l'âge de 25 ans, dans la période active de son mariage, réapparition de ces tumeurs, notablement accrues et de plus en plus gênantes, mais qui disparaissent une seconde fois sans laisser de traces bien sensibles.

Aux environs de 40 ans, retour sévère des *hémorrhoïdes,* devenues très-douloureuses, et rentrant difficilement à la fin de la défécation. Obligé à de fréquents déplacements devenus presque impossibles par suite de cette maladie, il se soumit à un régime rigoureux qui lui fut tracé, et put ainsi reprendre ses travaux à l'aise, sans être averti de son mal autrement que lorsqu'il commettait quelque infraction, par hasard, à son régime.

Dans les années suivantes, il devint sujet, selon son expression, à diverses âcretés du sang à la peau, ou à des «gratelles,» et à ce qu'il nomme des «bénéfices de ventre.»

Ces flux, peu abondants, ordinairement précédés d'un frisson que suivait presque aussitôt un bouillonnement dans les entrailles, avaient lieu sans coliques, au nombre de deux ou trois, le dernier étant le plus souvent du sang tout pur, et se terminaient en moins d'une heure.

Vers l'âge de 48 ans, dans le cours d'une pneumonie récente et sans cause extérieure, qui tenait le malade alité dans une grande perplexité respiratoire, il fut saisi nuitamment d'un flux hémorrhoïdal abondant, qui s'arrêta de lui-même. Trois ou quatre jours au plus après cet événement, le malade put quitter le lit, et, dès ce moment, entra rapidement en voie de guérison.

Ultérieurement des pertes semblables se firent jour par le même endroit, et dans les conditions suivantes : aucune fixité dans leur apparition, jamais un intervalle de plus de six semaines entre elles, abondance variable de ces pertes, quelquefois considérables ; comme signes précurseurs, disposition noire ou état

de rêverie vague, gêne douloureuse vers les reins, et une sorte d'orage dans le
fin fond des boyaux. »

L'impression nette du malade est que cet élément nouveau agit d'une façon
heureuse sur lui, puisqu'à dater de son apparition, sa santé n'a subi nulle atteinte, de manière à lui laisser la liberté et la force que réclame son pénible
labeur.

Depuis près de huit années, un flux muqueux anal persévérant a succédé aux
anciens écoulements périodiques, et le sujet répare suffisamment les pertes qu'il
fait au moyen d'une alimentation substantielle combinée, à l'occasion, à un régime médicamenteux tonique.

Note. J'ai donné, dans un intérêt purement scientifique, et au
préjudice d'autres intérêts personnels, une étendue considérable à
mon premier fait, qu'il m'eût été aisé de condenser bien davantage ;
mais j'ai craint, en en voulant trop resserrer la relation, d'aboutir à
rendre moins évidentes, ou moins saisissantes, des évolutions morbides dont je possédais les moindres détails, que je tenais à transmettre tels quels : la lassitude du lecteur me pardonnera donc en
faveur du motif qui m'a inspiré.

Nous rapportons à une *colique hémorrhoïdale* le dernier accident
relaté dans l'observation, tant est frappante la ressemblance qu'il
offre avec la description de cette première, laissée par l'école de
Stahl : et, dans le présent cas, celle-ci n'est-elle même, à nos yeux,
qu'une fluxion de nature *goutteuse* sur les vaisseaux des intestins.
De Montègre, sans nulle autre explication, voit dans la colique de
ce nom le simple fait d'un *coup de sang* sur le mésentère, lequel,
ajoute-t-il, peut être suivi d'une rupture vasculaire, ou d'inflammation péritonéale. Il est possible qu'en certaines occasions, l'irruption sanguine s'étende, en effet, jusqu'à cette dépendance de la sé-
reuse abdominale ; mais nous croyons qu'elle débute, le plus souvent, par la profondeur des intestins, à raison des symptômes qu'on
nous énumère, et en particulier ces coliques profondes torturantes,
ressenties par les malades. L'efficacité d'une prompte application de
sangsues à l'anus, et le bon effet d'excrétions sanguines spontanées

par le podex, confirment en outre cette vue. La nature particulière
de l'appendice dont il s'agit rendrait d'ailleurs plus fréquente que
cela n'est dit une lésion matérielle de ses vaisseaux, d'où résulterait
aussi plus souvent la *péritonite*. On peut vouloir considérer l'accident en question comme des tranchées intestinales simples, en les
expliquant tout naturellement par un refroidissement du corps,
ayant déterminé une fluxion sanguine ordinaire vers les entrailles :
nous ne nions pas l'action d'une telle cause, pendant une absorption d'esprit, où elle a pu facilement se produire. Mais il est permis, à cause du caractère tout spécial de ces coliques, de leur invasion soudaine à la façon d'une *attaque*, de leur intensité contre
nature, et de leur disparition spontanée après des sueurs abondantes,
d'y voir, en dehors d'une cause déterminante immédiate, une influence première spécifique chez un sujet qui offre la goutte dans
ses antécédents héréditaires. Notre pensée acquerra du reste, nous
l'espérons, plus de solidité, après les remarques générales qui doivent être présentées à la suite.

OBSERVATION II.

A. *Sujet.* — Catarrhe bronchique, asthme, hémorrhoïdes fluxionnaires.
B. *Famille.* — 1° Grand-père maternel : deux apoplexies cérébrales, accès de
goutte antérieurs (chiragre).
2° Deux fils : hémorrhoïdes sèches.

M. le Dr G....., spécialiste et praticien distingué de Paris, ancien chirurgien
consultant du roi Louis-Philippe, a de temps en temps des fluxions hémorrhoïdales, qui datent déjà d'un certain nombre d'années (le docteur en est environ à la
soixantième de son âge).

Il est en outre atteint depuis longtemps d'un catarrhe bronchique avec asthme,
dont les accès marchent constamment en sens inverse des fluxions rectales. Pour
éloigner toute quinte de toux, dissiper toute gêne respiratoire, il suffit qu'un
prurit un peu marqué ait pris son siége à l'anus. Il a grand soin de ne jamais con-
trarier ces manifestations, et n'emploie d'autres moyens, quand les symptômes
locaux sont un peu intenses, que des onctions réitérées avec le cérat simple.

Son grand-père maternel, ingénieur des ponts et chaussées, est mort à 87 ans des suites d'une deuxième attaque d'apoplexie cérébrale. La première avait eu lieu deux ans auparavant, et il en était résulté une hémiplégie incomplète du côté droit. Depuis l'âge de 40 ans, il souffrait de la goutte, dont il avait essuyé maints accès ; il avait l'annulaire et le petit doigt de chaque main fléchis complétement, et il ne pouvait les redresser. Il est à noter que son fils, son frère et deux enfants de celui-ci, avaient les mains exactement dans le même état.

Le docteur G....., a deux fils, affectés l'un et l'autre d'hémorrhoïdes sèches ; l'un d'eux a éprouvé, lors de l'établissement de sa première fluxion, tous les symptômes d'un molimen sanguin général ; chez l'autre, la réaction a été moins marquée.

OBSERVATION III.

Sujet. — Convulsions, éruptions furonculaires, métrorrhagies *spontanées* et avortements, gastralgies, migraines, fluxions gengivales, asthme, palpitations cardiaques, toux quinteuses.

Diagnostics : a. Chloro-anémie ; *b.* phthisie pulmonaire ; *c.* disposition diathésique (traitements correspondants). L'hydrothérapie, prescrite en dernier lieu, ramène une santé complète. Fluxion et flux hemorrhoïdaux, avec persistance des règles.

Famille :

1° Aïeul paternel : pódagre et catarrhe bronchique.

2° Père : hématuries.

3° Oncle paternel : mort subite.

4° Frère : accès épileptiformes, névralgies faciales ; mort instantanée (apoplexie ?).

5° Fille aînée : urticaire et érysipèle.

6° Fille cadette : angines, lésion cardiaque originelle.

Mme X....., des Colonies, 38 ans, blonde, nerveuse et frêle, a conservé, jusqu'à sa dixième année, des accès convulsifs auxquels ont succédé de nombreuses éruptions de furoncles : à l'âge de 12 ans, apparut chez elle un léger suintement génital ; mais la menstruation ne fut définitivement réglée que deux ans plus tard. Mariée à 16 ans, en parfaite santé, elle subit, au bout de six mois, un avortement occasionné par une métrorrhagie abondante, sans cause appréciable. A la suite, elle souffrit de gastralgies intenses et de crises de migraines pénibles. Après cela, un double changement eut lieu du côté de l'excrétion sexuelle : le *flux en* devint tellement copieux, et la *fluxion* si *horriblement douloureuse*, qu'un séjour absolu au lit, pendant vingt-quatre heures, devint forcé à chaque retour des mois. A 18 ans et demi, survint une seconde grossesse, dénouée de la même façon, et dans les mêmes conditions que la première. Avant la fin de la convalescence, les anciens spasmes de l'estomac se réveillèrent, et de fréquentes fluxions aux gencives, sans trace de carie dentaire, s'y réunirent. De 20 à 25 ans, Mme X..... eut deux enfants qu'elle allaita elle-même : à la suite d'un troisième avortement présumé, basé sur un retard très-long des règles, des accès d'étouffement, des palpitations de cœur, et des quintes de toux sèches, se déclarent avec opiniâtreté. Mme X..... vint à Paris en 1853, et prit conseil de M. Andral, qui prescrivit une alimentation réparatrice, les eaux de Spa en boisson, et des pilules de Blancard; un autre médecin, également haut placé, indiqua le lait d'ânesse, les Eaux-Bonnes, et, comme dernière clause, « d'éviter avec soin les chances d'une nouvelle grossesse. » L'hydrothérapie en grand fut enfin proposée avec insistance, quelques mois plus tard, par un troisième praticien moins connu, qui inscrivit en tête de sa consultation : *Disposition organique héréditaire.*

Trois mois environ d'un traitement rigoureusement exact, aux Néothermes, remirent entièrement la santé, et un troisième enfant put voir le jour, à la suite, sans faire regretter sa venue. En mars 1860, Mme X..... s'aperçut de la présence d'une petite « dureté molle, » douloureuse, sur le rebord du podex : en ayant parlé à une de ses amies, elle reçut d'elle le conseil d'appliquer de la glace sur la tumeur. Celle-ci s'effaça rapidement; mais, au bout de peu de jours, un gonflement survint aux gencives, avec chaleur, gêne, et une sensation désagréable de fourmillement. Mme X..... fit usage d'un collutoire au vinaigre et à l'alun, qui emporta le mal; mais, le deuxième jour, toute la gorge se prit, et la visite d'un sien ami, occupé de médecine, fut réclamée pressamment. Mis au fait de tout, il ordonna une application de sangsues au siége de l'ancienne tumeur, et la fluxion du pharynx se dissipa sans peine. Plusieurs congestions hémorrhoïdales, sans bourrelet apparent, se sont fait sentir depuis, et l'ami de la malade a été instruit plus tard qu'elle « payait de son sang un double tribut prériodique à la nature. »

Notions antécédentes. Aïeul paternel longtemps atteint de podagre double, et catarrheux sur la fin de sa carrière : il eut deux fils, dont l'un père de Mme X..... Ce dernier vit encore aux Antilles, affecté de pissements de sang; l'autre a eu, à 42 ans, *une mort subite inexpliquée.* L'unique frère de Mme X..... éprouvait, dès l'âge de 16 ans, des accès nerveux assez ressemblants au haut mal, où cependant il n'écumait jamais. Plus tard, des crises de névralgie faciale lui firent perdre la presque totalité de ses dents; à 21 ans, par désespoir, il se fit matelot, et, peu de temps après, dans le cours d'une traversée, tomba roide mort sur le pont du navire. L'aînée des enfants de Mme X...., douée d'une susceptibilité cutanée exces-

sive, a eu, pendant deux années suivies, une urticaire généralisée, et ultérieure
ment un érysipèle facial grave. La puinée, qui a été vue par M. Andral, souffre
très-souvent de la gorge, et porte au cœur une lésion originelle des plus manifestes. Le dernier n'offre rien à noter.

OBSERVATION IV.

(*Dictionn. des sciences médicales*, t. XIX, art. GOUTTE.)

Sujet. — Céphalalgies, flux hémorrhoïdal, douleurs goutteuses, névralgie maxillaire, tumeur au palais ; goutte aiguë ambulante sous forme *algique* ; goutte
interne, cardiaque et abdominale (goutte généralisée). Saignées anales. Mort.

Un homme de moyen âge, destiné aux premières fonctions ecclésiastiques,
fils, frère de goutteux, et lui-même affecté de vives céphalalgies, de flux hémorrhoïdal, de douleurs errantes sur diverses parties du système fibreux, costales,
rénales, etc., eut des chagrins profonds qu'il concentra, et fut soumis à un régime insalubre, consistant principalement en ce que, privé d'aliments une grande
partie du jour, il prenait au soir, et pressé par la faim, un repas abondant. Alors,
outre ces céphalalgies et ces autres douleurs, il fut affecté d'une vive névralgie des
nerfs maxillaires ; une tumeur se manifesta subitement au palais, et s'effaça presque aussi promptement. Le malade souffrait d'ailleurs d'une soif inextinguible,
contre laquelle les boissons acides, en particulier, étaient impuissantes. Il s'y joi-
gnait un état d'oppression qui inclinait à la syncope. Des pédiluves sinapisés
changèrent cet état ; une tumeur rouge et douloureuse recouvrit une des malléoles, et des douleurs se firent ressentir dans la profondeur de la cuisse. Trop
peu durables, elles furent remplacées par d'autres douleurs, qui occupèrent tantôt
une partie, tantôt une autre.

Pendant plusieurs jours, le bas-ventre fut seul douloureux avec la région des
lombes ; puis les accidents se cantonnèrent de nouveau sur la région précor-
diale. Toutefois l'estomac n'était point sensible au toucher. Des vésicatoires furent appliqués sur cette partie ; des saignées à l'anus furent répétées plusieurs fois ; le malade fut mis à l'usage du lait ; en même temps, on s'appli-
quait à exciter les articulations de manière à y attirer la goutte ; mais en vain,
et la mort arriva, précédée d'expectorations et de vomissements sanguinolents,
et de vives douleurs qui traversaient le tronc dans tous les sens. L'autopsie cada-
vérique montra l'inflammation de toute la membrane interne de l'estomac, du
duodénum et d'une partie des intestins grêles, l'inflammation de la membrane

— 50 —

iuterne des bronches et du poumon droit; la phlogose partielle du feuillet iuterne, du péricarde, et quelques adhérences faibles entre les lames de cette
membrane. Un peu plus d'épaisseur que d'ordinaire des parois du ventricule
gauche.

OBSERVATION V.

(Traité de de Montègre, p. 251.)

A. *Sujet.* — Hépatalgies, coliques néphrétiques, intestinales et hystériques;
goutte vague héréditaire; éruption cutanée ancienne (supprimée); disposition hyperalgésique et spasmes généraux (saignées innombrables vaines);
accès d'asthme violent, ventre douloureux, foie gonflé, diaphragme soulevé,
pouls petit. Application anale de sangsues (cessation immédiate de tous les
accidents, et amélioration ultérieure par l'établissement d'un flux hémorrhoïdal).

Une femme de 39 ans, sujette à des accidents d'asthme suffocant rappelés
par les variations de la température, était tourmentée de douleurs du foie, de
colique néphrétique, intestinale et hystérique, accidents encore aggravés par une
disposition héréditaire à la goutte vague et par les suites de la suppression d'une
éruption de l'enfance : tout cela joint encore à une telle irritabilité nerveuse,
que la moindre cause produisait de la douleur et des mouvements spasmodiques.
On avait si souvent pratiqué la saignée sur cette infortunée depuis son enfance,
que tous les vaisseaux du pli du bras, de l'avant-bras, du dos de la main et du
pied, étaient pleins de cicatrices de manière à ne pas laisser de place pour les
ouvrir de nouveau. Dans un des paroxysmes accoutumés de ces maux divers,
ayant trouvé (dit l'auteur) le ventre douloureux, le foie gonflé et le diaphragme
en quelque sorte refoulé en haut (un violent accès d'asthme existait), le pouls
d'ailleurs étant petit, je m'aperçus que la nature, opprimée et fatiguée par tant
de maux, cherchait à se soulager en excitant des hémorrhoïdes. Je prescrivis en
conséquence une application de sangsues. A peine un sang épais, gluant et noi-
râtre eut-il commencé à couler, que le pouls se releva, le ventre devint souple,
les urines coulèrent, le diaphragme s'abaissa, et l'air put entrer dans les poumons; en un mot, toutes les fonctions se trouvèrent rétablies. Et, ajoute l'auteur,
L.-R.-L. Chomel, ce qu'on ne saurait assez admirer, tous les accidents ne furent
pas seulement arrêtés pendant quelques mois, comme il arrivait autrefois, par
l'usage des bains, des saignées et des remèdes tempérants, mais pendant une
année et plus; en sorte que, par le seul effet de l'application des sangsues et de

l'établissement du flux hémorrhoïdal, une infortunée, qui depuis plusieurs années passait toutes les nuits à souffrir dans un fauteuil, put, depuis ce temps, dormir à l'aise dans son lit.

OBSERVATION VI.

Sujet. — Croûtes laiteuses, hémorrhoïdes (fluxions et écoulements), flux dysentériques persistants.

Famille :

1° Aïeul et grand-oncle paternels : affection cardiaque.

2° Père : hémorrhoïdes, anévrysme cardiaque.

3° { *a.* Oncle paternel : maladie du cœur.

 { *b.* — hémorrhoïdes fluentes.

4° Enfants : { *a.* Épistaxis, dysentérie, varices anales, eczéma.

 { *b.* Épistaxis, angines tonsillaires.

 { *c.* Boule hémorrhoïdale infantile.

A. Mère des précédents : rhumatismes névralgiques, gastralgies, varices, dartres sèches, acné miliaire.

B. *Famille :*

1° Grand-père paternel : calculeux.

2° Aïeule maternelle : maux de reins, crampes.

3° Père : apoplexies cérébrales, goutte articulaire.

4° Oncle maternel : graveleux.

5° — diabète.

M. D..... a perdu plusieurs de ses parents de maladie organique du cœur, fait confirmé par des prescriptions de médecins conservées dans ses archives de famille : ses aïeul, grand-oncle et oncle paternels, enlevés à 52, 32 et 42 ans. Un second oncle de la même lignée a gardé longtemps des hémorrhoïdes fluentes ; le père de M....., soumis de bonne heure à des écoulements de même nature, est mort de la rupture d'un anévrysme cardiaque. M..... compte trois enfants : l'aîné, âgé de 11 ans, blond, un peu pâle, est sujet à des épistaxis ; à 6 ans, il lui vint une dysentérie qu'il garda six mois ; en 1860, un flux variqueux hémorrhoïdal a deux fois alterné, chez lui, avec un eczéma des orteils. Le second, dans sa huitième année, est souvent atteint de maux de gorge, et de saignements de nez, plus rares. Une petite fille de 4 ans a présenté, à 6 mois, une boule rouge à l'anus, laquelle est demeurée visible pendant plus d'un mois.

M. D....., âgé de 40 ans, brun, d'un aspect terreux et verdâtre, a eu beaucoup de gourmes étant enfant ; des calottes entières de croûtes humides s'enlevaient de son crâne. A 12 ans, un bourrelet hémorrhoïdal apparut chez lui, et se dissipa assez vite; il ne devint franchement hémorrhoïdaire qu'à l'âge de 20 ans. Il y a quelques années, dans un voyage pendant l'hiver, imparfaitement vêtu, il s'exposa à un froid vif : une inflammation d'entrailles lui en vint, après laquelle il conserva très-longtemps des selles sanglantes.

Depuis cela, notamment l'hiver et par les temps humides, M. D..... est pris très-souvent dans le ventre de coliques intenses, faisant subitement invasion et précédant soit une perte sanguine, soit une fluxion hémorrhoïdale, soit une diarrhée ordinaire, après lesquelles elles se dissipent ou s'apaisent. Ces crises ont fortement éprouvé M..... pendant les froids humides de 1858.

Respectant, à cause de ses antécédents héréditaires, l'*état hémorrhoïdal* établi chez M. D....., son médecin met en usage tous les moyens propres à modérer et à régulariser les mouvements du bas-ventre, double résultat mal aisé à obtenir, à raison de la nature trop impressionnable du sujet, qui occasionne fréquemment des désordres dans la marche des fluxions constitutionnelles.

Mme D....., âgée de 28 ans, blond-châtain, a une peau fine et blanche très-congestionnable à la face; elle est soumise, depuis de nombreuses années, à une fièvre bilieuse, qui apparaît régulièrement à la fin de chaque été et parfois se renouvelle l'hiver. Presque constamment Mme D..... souffre de douleurs en quelque point du corps, fugaces, à sièges multiples, mais de préférence au niveau du sacrum, en arrière, et en maints endroits du ventre. Des gastralgies pénibles s'ajoutent de temps en temps aux souffrances précédentes. Mme D..... a des dilatations veineuses sur une jambe, et trois larges plaques de psoriasis à la nuque et sur les deux genoux; de loin en loin, une éruption d'acné miliaire apparaît sur le front.

Antécédents. 1° Aïeul paternel mort des suites d'une opération de pierre, pratiquée par Roux; 2° père enlevé à 47 ans par une récidive d'apoplexie cérébrale : il avait des varices à une jambe, et comptait déjà plusieurs accès de goutte aux pieds et aux mains; 3° aïeule maternelle morte vieille : maux de reins cruels pendant longues années, et crampes bizarres, dont les accès quotidiens écartaient brusquement et douloureusement les doigts des pieds et des mains, qui se relâchaient ensuite d'eux-mêmes; 4° un oncle maternel actuellement calculeux; un second mort du diabète sucré.

Note. Il semblerait que cette observation dût entrer dans notre troisième cadre, à cause de l'absence de rhumatisme et de goutte, dans les antécédents du sujet, où ne figurent que des affections car-

diaques et des hémorrhoïdes. En dehors du motif qui nous l'a
fait placer ici, et que nous déduirons, nous en pouvions trouver un autre, que chacun, certainement, jugerait légitime et suffisant. Depuis les belles et si fécondes découvertes de M. le
professeur Bouillaud, relatives à la coïncidence des inflammations du cœur avec le rhumatisme aigu des jointures, la plupart
des maladies ou lésions organiques de ce centre sont assez généralement, dans la plupart des cas, regardées comme d'*essence
rhumatismale*. D'un autre côté, l'un de nos amis, le Dr Sénac, ancien
interne des hôpitaux de Paris (maintenant à Vichy), dans sa thèse
inaugurale (1), où il soutient avec talent et autorité, en les déve-
loppant, les idées d'un grand maître, M. le Dr Gendrin, a inséré
cette conclusion à côté d'autres : «Les diathèses rhumatismale et
goutteuse, réunies par les anciens sous le nom de *diathèse arthri-
tique*, sont le plus souvent le point de départ des maladies du cœur.»
D'après cela, on le voit, nous pouvions être admis à accorder d'*em-
blée* à notre fait un droit qui lui revenait; mais voici qu'elle a été
la raison véritable de son admission ici : ayant trouvé deux des enfants du sujet déjà hémorrhoïdaires à un âge, pour ainsi dire, tendre, et l'histoire pathologique de leur mère révélant, dans sa parenté, de nombreux exemples de goutte, nous nous sommes dit que
les hémorrhoïdes de l'un d'eux pouvaient bien venir exclusivement
de la lignée maternelle. L'aîné présente, en effet, une ressemblance
physique si complète avec la mère, dont il représente en plus le portrait moral exact, que, dans ma conviction, il tient son mal d'elle. Dès
lors, renversant les choses dans mon esprit, j'ai mis abstractivement
les enfants à la place des parents, faisant des premiers les *sujets* de
l'observation; ainsi je suis arrivé à lui assigner la place qu'elle occupe.

Cet incident du fait en cause a soulevé dans ma pensée tout un

---

(1) *Quelques considérations sur la nature, la marche et le traitement des maladies
du cœur;* Paris, 1859.

autre sujet de médecine, vaste, sérieux, difficile et intéressant, *celui du mélange des diathèses par voie d'hérédité.* Il serait très-heureux que de forts et laborieux esprits dirigeassent leurs vues de ce côté, pour débrouiller le chaos que cette circonstance fait souvent naître en pratique, et d'où naît une telle confusion dans toutes les notions acquises, qu'on ne sait, en vérité, par quel bout attaquer les mille symptômes qu'on voit.

OBSERVATION VII.

Sujet. — Flux hémorrhoïdal, congestions ophthalmorrhagiques, fluxions pharyngiennes, éruptions herpétiques, crampes.

   Famille.

Aïeul paternel : hémorrhoïdes séniles.

Père : néphralgies, hématuries (goutte ?).

Sœur : varices, acné.

Frère : diabète.

Fille : strabisme convulsif double.

Mme G...., de haute stature, de formes et d'allures masculines, d'aspect sanguin très-marqué, conserve encore des règles abondantes, malgré son âge de 50 ans. Elle perd en outre, à des distances assez grandes, du sang par le rectum, où elle n'a jamais éprouvé aucune sensation pénible. De loin en loin, apparaît chez elle quelqu'un des phénomènes suivants :

Des nuages de sang subits sur les yeux, puis de véritables congestions précédées de cuisson, de gêne, d'épiphora, et terminées en quelques jours par la sortie d'une gouttelette sanguine des caroncules lacrymales; des fluxions très-douloureuses au pharynx; d'énormes poussées d'herpès circiné sur la poitrine et au dos; enfin des crampes pénibles aux pieds et aux mains, et des torticolis fréquents. Chacune de ces manifestations a toujours existé isolément, à toute époque, et sans paraître influer en quoi que ce soit sur les règles ou sur le flux anal, ni subir de leur part aucune action appréciable.

Antécédents. Le père de Mme G..... a eu très-longtemps des douleurs aux reins et des urines sanglantes, sans expulsion visible de graviers. Son aïeul paternel eut des hémorrhoïdes fluentes à un âge avancé. Un frère aîné, très-adonné à l'alcool, est mort polyurique. Une sœur mariée, n'ayant jamais été enceinte, a la totalité d'un membre abdominal recouvert de grosses varices, et est en outre affligée de *couperose*. L'unique enfant de Mme G....., âgée de 27 ans, a un double strabisme, venu dans sa douzième année, à la suite de convulsions nombreuses et violentes.

OBSERVATION VIII.

Sujet. — Céphalalgies, étourdissements, rhumatismes, hémorrhoïdes.
Parents. — Aïeule maternelle : chiragre.
   Père : rhumatismes, hémorrhoïdes.
   Fils : migraines, angines.

M. le Dr N....., de la Franche-Comté, autrefois sujet à des maux de tête violents et à des étourdissements réitérés, devint rhumatisant à 28 ans (il en a aujourd'hui plus du double). Quelques années après son mariage, et depuis, il subit plusieurs atteintes de ce mal, dont les accès, à 46 ans, reprirent une intensité sic onbérable, en se rapprochant davantage. Si vives étaient les douleurs éveillées par chaque crise, qu'il fallait plusieurs personnes pour assujettir les membres, agités de soubresauts convulsifs.

En 1860, parurent des hémorrhoïdes, qui se maintinrent pendant un certain temps à l'état de fluxions plus ou moins éloignées. A la suite, ces dernières devinrent hémorrhagiques, et le Dr N..... perd aujourd'hui du sang par l'anus, chaque jour, et en petite quantité. A compter de l'établissement de ses *fluxions*, les accès rhumatismaux se sont très-notablement éloignés, sont devenus incomparablement moins pénibles, et le malade a le soin d'entretenir religieusement son flux du podex.

Antécédents de famille. L'aïeule maternelle du docteur a eu des accès répétés de goutte aux mains. Son père était rhumatisant et hémorrhoïdaire. Un fils, âgé de 24 ans, étudiant en médecine, blond, d'un sang en apparence vif et riche, est sujet aux migraines et aux angines.

OBSERVATION IX.

Sujet. — Épistaxis, hémorrhoïdes, phthisie hémoptoïque, céphalées ; ablation des tumeurs hémorrhoïdales ; aggravation manifeste et rapide de l'affection thoracique.
Parents. — Père : goutte, hémorrhoïdes (ignition des bourrelets ; mort).
   Sœur : morte de la tête (?).
   Frère : hémorrhoïdes fluentes, rhumatismes.

B..... (François), 39 ans ; bonnetier (hôpital de Lariboisière, juin 1859), est né d'un père qui, à sa connaissance, eut deux accès de podagre, subit ensuite, en 1851, une opération d'hémorrhoïdes à l'Hôtel-Dieu de Paris, et mourut en ville, un an plus tard, d'un «étouffement de poitrine.» Sa mère vit et se porte bien. Il a perdu une sœur aînée, morte jeune d'une maladie de la tête, et conserve un frère cadet, autrefois hémorrhoïdaire, aujourd'hui tout perclus de douleurs.

De 12 à 18 ans, le sujet a eu de nombreuses épistaxis.

A 29 ans, en quittant la carrière militaire, il lui vint des hémorrhoïdes sèches ; il n'a jamais de sa vie été constipé.

En mai 1857, pour la première fois, il expectora du sang à diverses reprises.

L'année suivante, presque à la même époque, il eut de nouvelles hémoptysies plus abondantes.

Ayant appris, à une consultation gratuite de la ville, qu'il était poitrinaire, il se mit à boire des liqueurs fortes avec excès ; mais, vivement molesté par ses hémorrhoïdes, il fut forcé de s'arrêter sur cette pente.

A partir de ses écarts, il eut des congestions rectales plus fréquentes et plus intenses, qui le jetèrent *très-bas ;* mais, pendant ce temps, il se ressentit à peine de sa poitrine.

Au mois d'avril 1859, il réexpectora un peu de sang, mais n'y fit point grande attention ; ce qui le préoccupait surtout était un mal de tête intérieur violent, qui revenait par accès et troublait ses travaux depuis plusieurs mois. Toutefois il n'a recherché l'hôpital qu'en faveur de ses hémorrhoïdes, *qui lui massacraient l'existence.*

État actuel. Teinte cachectique, facies crispé, amaigrissement, anhélation évidente ; respiration faible, en arrière surtout ; sonorité manifestement obscurcie dans des points où se perçoivent des râles humides, par exemple sous la clavicule gauche et à la base du poumon, au dos ; toux avec expectoration *rosée* depuis trois jours.

A l'anus, tumeur du volume total d'une moitié d'œuf, composée de quatre tubercules inégaux, sensible au toucher, tendue, violacée, exempte d'écoulement sanguin, et sans complication de fissure ni de chute du rectum.

Après dix jours d'hôpital, *écrasement linéaire* de la tumeur ; suites des plus bénignes.

Le malade quitte les salles parfaitement bien du côté de l'anus, mais fort gêné de la poitrine, toussant beaucoup, et rejetant du *sang pur* en crachats. Il n'a pu être retrouvé en dehors de l'établissement.

Note. Cette observation parle d'elle-même, dans une double circonstance, saillante pour chacun : un père à la fois goutteux et

hémorrhoïdaire, qui meurt de la poitrine une année après une opération pratiquée sur ses hémorrhoïdes, et son fils, pareillement
doté de ce dernier mal, chez qui une affection thoracique s'aggrave
manifestement sous la même influence. A raison du défaut de phthisie pulmonaire chez ses principaux parents, du genre de mort de
sa sœur, des affections que présente son frère, je suis porté à attri-
buer les accidents de poitrine notés chez le sujet à l'action d'une
goutte *localisée*, dont les effets eurent peut-être été annulés par
une direction *médicale* bien entendue de la manifestation anale.

OBSERVATION X.

Sujet. — Rhumatismes articulaires aigus, néphrites calculeuses, dyspepsies, céphalalgies; tumeur du cou; tympanite abdominale périodique (accroissement
coïncident de la tumeur précédente); hémorrhoïdes provoquées, fluxions, puis
flux; disparition de la sécrétion gazeuse.
Famille :
,1° Bisaïeul paternel : goutte.
2° Aïeul paternel : hémorrhoïdes, paralysie.
3° Père et oncle paternel : affection cardiaque.
4° Fils : raptus cérébraux avec délire aigu furieux (deux phlébotomies bra-
chiales vaines); applications semi-mensuelles de sangsues à l'anus. Guérison.
5° Fille : chorée, couperose.

M. S....., âgé de 55 ans, ancien employé supérieur de ministère, à Paris, est un
arrière-petit-fils de goutteux par son père, et descend d'un aïeul de cette lignée, qui
sur la fin de sa vie, devint à la fois paralytique et hémorrhoïdaire. Son propre père
et un second frère de celui-ci ont succombé l'un et l'autre, avant 50 ans, à une maladie de cœur. La famille de M. S..... est actuellement composée de sa femme, jamais
malade, d'une fille, et d'un fils âgé de 29 ans. Ce dernier, dès l'âge de 16 ans, montra
un penchant tellement prononcé vers les passions de sentiment, que cette disposition ressortit aux yeux de tous, et inspira même à la fin de vifs ennuis et des in-
quiétudes à sa famille. Le platonisme *rêvé* ou l'amour éthéré, sans objet tangible,
était la prédilection de son âme extatique, qui élevait des autels à un idéal toujours le même, et tirait d'indicibles bonheurs de ce culte mystique. La moindre
aspiration terrestre soulevait en lui de profondes répulsions, et il expiait cette
pensée d'un instant par un redoublement de rêveries et de spiritualités pures.

La peinture de cette abstraction passée est exactement composée d'après le *fond* même du tableau que nous en ont fait le père et le fils lui-même, qui vit aujourd'hui dans un monde *possible*, et qui, bien qu'il eût déjà été affranchi depuis longtemps de ses visions, conserva jusqu'à 26 ans, époque de son mariage, une certaine qualité physico-morale que les hommes, très-rarement, apportent dans cet état.

Déjà replet, coloré, ardent en apparence à l'époque où il présentait cette singulière physionomie morale, il devint, après l'âge de 20 ans, sujet à de brusques ascensions de sang à la tête, lesquelles se produisaient jusqu'à trois fois dans un même mois, et revêtirent, en quelques occasions, les caractères du *délire maniaque le plus furieux*. Il en guérit par des applications de sangsues répétées chaque quinzaine, après une triple saignée du bras restée inefficace.

Mlle S....., avant le début de ses règles, resta plus de dix-huit mois soumise à une *chorée bizarre*, pour laquelle on recourut à une consultation de M. Rayer ; depuis, elle a été très-fâcheusement marquée au visage d'une plaque étendue de couperose.

M. S....., de 30 à 40 ans, a essuyé deux accès légers de rhumatisme articulaire, et, dans leur intervalle, deux crises marquées de *coliques néphrétiques*. Dans le cours de 1859, après des douleurs vagues éprouvées dans le voisinage de plusieurs jointures, un trouble gastrique se déclara, puis des chaleurs à la tête, parfois des céphalalgies atroces, et une tumeur sur l'un des côtés du cou. Au milieu de tout cela, M. S..... put remarquer la particularité qui suit : pendant plusieurs mois, à des périodes de temps assez régulières, succédait tout à coup, à une disposition morale sombre et un malaise du corps particulier, un rapide développement du ventre, qui le jetait dans d'indicibles angoisses ; puis cette brusque tension disparaissait peu à peu, après une émission de gaz inodores par la bouche et par l'anus : en outre, d'après l'affirmation très-positive de M. S....., la grosseur de la nuque (depuis effacée spontanément) prenait coïncidemment une augmentation de volume très-perceptible.

Un médecin, qui voyait M. S..... vers le milieu de 1860, guidé par une vue spéciale étayée sur la périodicité persistante de ces anciens phénomènes du ventre, et aussi par l'histoire héréditaire du malade, prescrivit l'usage quotidien de l'aloès, et des douches chaudes sur l'anus. Après onze jours de l'emploi de ces moyens, un bourrelet variqueux fit saillie au fondement, avec une congestion très-douloureuse qui exigea une application de sangsues. Des fluxions irrégulières assez vives se produisirent à la suite, et, moins de trois mois après l'ingestion de la première dose aloétique, un écoulement sanguin, devenu périodique, était établi au podex.

Depuis, l'hypersécrétion gazeuse signalée plus haut n'a jamais reparu, et la santé s'est heureusement modifiée sur plus d'un point.

Note. Une circonstance, dans ce fait, semble plaider en faveur de l'identité ou de la fusion que quelques médecins maintiennent encore, malgré une majorité adverse, entre la *goutte* et le *rhumatisme:* on voit l'arrière-petit-fils d'un goutteux (dont le fils a été hémorrhoïdaire et paralytique, et le petit-fils *cardiopathe*), affecté d'abord de deux accès articulaires bien francs de rhumatisme, traversés par une *crise néphrétique,* puis, plus tard, soumis, dans la proximité de ses jointures, à des douleurs vagues, dites *rhumatismo-goutteuses.* Est-il possible d'admettre là deux influences différentes, génératrices de la manifestation articulaire précise, de celle des reins, et de la dernière à caractère mixte? Ou bien n'est-ce point une cause unique qui a donné lieu à ces divers symptômes, et, d'une manière générale, développe ici ce qu'on a appelé *goutte,* là ce qui est dénommé *rhumatisme?* Le tophus de la podagre peut-il à lui seul détruire le lien d'origine commune et de parenté intime si évident, qui se montre entre ces deux maladies, malgré quelques différences apparentes? Comment distinguer d'une manière satisfaisante un rhumatisme mono-arthrique aigu, d'une goutte aiguë, fixée à une seule jointure? Le rhumatisme et la goutte n'attaquent-ils point, l'un et l'autre, les organes internes, tous deux protées errants? Comment se prononcer en ce cas? N'a-t-on point été obligé de créer un rhumatisme goutteux et une goutte rhumatismale? Quel inconvénient y a-t-il, après tout, à confondre ces deux maladies en pratique? Guilbert, esprit médical excellent, et bon observateur, après s'être efforcé, dans un article fort remarquable auquel nous avons fait allusion dans notre historique, de faire adopter une séparation entre la goutte et le rhumatisme, écrit plus loin textuellement, «que la goutte apparaît quelquefois sous aspect de rhumatisme articulaire.» Le poly-rhumatisme des jointures ne serait-il donc lui-même qu'une forme spéciale, l'un des modes de la

goutte développée chez certains sujets, sous l'influence d'une cause
aussi toute spéciale, le froid humide, par exemple? Il existe en tout
cela des considérations qui n'autorisent point une opinion absolue,
ni dans un sens ni dans l'autre, mais commandent plutôt une sage
réserve.

Si nous avons présenté ces quelques réflexions, qui, dans notre
thèse, peuvent être jugées hors de propos, c'est à cause du lien que
nous trouvons à la fois entre les hémorrhoïdes et la goutte, et
entre celles-là et le rhumatisme.

Je ne sais si l'ancienne disposition morale existante chez le fils
du sujet peut constituer un nouveau rapprochement entre les hémorrhoïdaires et les goutteux; mais elle nous rappelle un fait que
nous apprenait l'un de nos maîtres, à savoir : que Paul Zacchias,
médecin du pape Innocent X, avait signalé, comme symptôme
éloigné des hémorrhoïdes, une propension prononcée vers l'*amour
platonique,* avec le goût des rêveries vagues. Les podagreux, qui ont
aussi la réputation d'aimer Vénus, ne peuvent toutefois revendi-
quer le même genre d'amour, étant assez généralement accusés d'en
préférer un plus positif, dans lequel, dit-on, ils puisent, comme
châtiment, sans doute, l'une des causes de leur mal.

B. Hémorrhoïdes; rhumatismes dans l'ascendance.

OBSERVATION XI.

Sujet. — Fièvre cérébrale (*bis*); épistaxis et flux anal critiques; accès intermittents endémiques; dysentéries périodiques annuelles; lichen périodique;
douleurs rhumatismo-goutteuses; *stillicidia* sanguins anaux (accidentels).

Parents :

    1° Aïeule maternelle : rhumatismes chroniques.

    2ⁿ Mère : tremblement céphalique, diminution précoce de plusieurs sens.

    3° Père : hémorrhoïdes, opération; mort.

    4° Sœur aînée : goutte froide (?).

    5° Fille : avortement, méthorrhagies.

    6° Fils : fluxions hémorrhoïdales.

M. R....., rentier, autrefois à la tête d'une exploitation importante, à Paris actuellement âgé de 57 ans, est resté hors de France dans un but mercantile, de 25 à 34 ans. Pendant ce laps de temps passé dans un pays chaud, il éprouva, à deux reprises, des accidents cérébraux avec fièvre, sans compter un long tribut payé aux accès intermittents du climat. Les deux premières maladies, séparées dans leur apparition par un intervalle de trois ans au plus, parvenues à une extrême gravité, finirent, l'une, par un copieux saignement du nez, l'autre, par une hémorrhagie abondante du rectum, arrivée quelques jours après une application de sangsues à l'anus.

De retour au pays natal, M. R..... garda, durant plusieurs années, une dysentérie qui se montra régulièrement à l'automne, dès les premiers abaissements de la température, et dont il attribue la fin à l'usage permanent des ceintures de flanelle.

Après cela, M. R..... resta longtemps soumis à une affection cutanée de l'avant-bras, à retour bisannuel, qui, par ses traces subsistantes et les renseignements fournis à son *égard*, paraît avoir été du *lichen*. Le dos de l'avant-bras droit présente, en effet, une surface où la peau est très-manifestement durcie, épaissie, comme inégale; et on est mis au fait de cette symptomatologie passée : élevures rouges accolées les unes aux autres, produisant des «coups d'épingles,» prenant, après quelque temps, une teinte jaune-cuivre, et se recouvrant d'une pellicule rugueuse.

Vers l'âge de 48 ans (la maladie de la peau ayant cessé depuis plusieurs mois), M. R..... commença à ressentir des souffrances peu aiguës dans les jointures et dans les chairs, notamment éveillées par l'humidité.

M. R..... est contraint, depuis six années, de faire usage d'eau pure, par le motif que voici : Chaque fois qu'il lui arrive de prendre seulement de l'eau rougie, il éprouve quelques instants après comme un violent coup de fouet entre les deux épaules, suivi d'une pression extrêmement pénible, laquelle ne cesse que lorsque quelques gouttelettes de sang ont humecté sa chemise. En dehors de cette circonstance, rien d'anormal n'a jamais lieu chez lui au fondement.

Il est à noter que, étant jeune homme, et jusqu'à près de 50 ans, M. R..... tolérait le vin pur et les liqueurs alcooliques, sans aucune suite extraordinaire.

Antécédents. 1° Aïeule maternelle affectée de son vivant de rhumatismes chroniques.

2° Mère âgée de 65 ans, atteinte d'un branlement céphalique perpétuel, et précocément infirme dans la plupart de ses sens : à 52, ans l'ouïe, la vue et le toucher, avaient déjà très-notablement baissé chez elle.

3° Père devenu hémorrhoïdaire à un âge avancé : il souffrait cruellement et perdait beaucoup de sang par le fait de cette maladie; il est enfin mort des suites d'une opération pratiquée sur ses hémorrhoïdes.

4° Une sœur aînée de M. R....., poussive et catarrheuse, porte des nodosités très-évidentes à trois des doigts de la main gauche; elle affirme pourtant *très-positivement* n'avoir jamais souffert de ce côté.

M. R...... a un fils de 31 ans et une demoiselle de 28 ans, l'un et l'autre établis et mariés en France : le premier, malgré une vie des plus rangées, a déjà essuyé plusieurs fluxions assez vives à la fin du rectum, malgré des occupations non sédentaires, et l'absence de constipation habituelle; la dernière a perdu un premier fruit par avortement, après une hémorrhagie spontanée, et a essuyé plusieurs pertes sanguines légères à une seconde grossesse.

Note. Nous remarquons chez la mère du sujet ce branlement céphalique (non sénile, puisqu'il existait déjà avant l'âge de 50 ans) et cette diminution *précoce* marquée des principaux sens, dont les organes paraissent intacts, et nous rappelons simplement, en présence de ces signes, qu'elle est née d'une mère qui a eu des rhumatismes chroniques.

Il est parlé dans les auteurs d'une variété de goutte dite *froide,* laquelle se présente d'une manière relativement bénigne, subaiguë, avec très-peu de douleur. Les *nodi* si manifestes signalés chez la sœur du sujet ne peuvent-ils point être rapportés à cette variété en question? Un autre fait existe ici, lequel nous a déjà frappé dans plusieurs des observations de cette thèse : les *règles abondantes,* d'une part, et des métrorrhagies *spontanées,* d'où naissent des avortements. Dans les exemples où elles s'offrent, le présent compris, ces manifestations nous semblent pouvoir être rapportées à une cause *diathésique héréditaire* (obs. 1ʳᵉ, mère et tante du sujet; obs. 3, 7 et 11).

<h2 style="text-align:center">OBSERVATION XII.</h2>

A. *Sujet.* — Hémorrhoïdes (flux, fluxions), varicocèles, varices, rhumatisme articulaire aigu, rhumatismes vagues, épistaxis.

B. *Famille.* — 1° Grands parents (nullité de renseignements).

2° Père : rhumatisme goutteux (accès multiples).

3° Mère, tante et oncle maternels, morts *entre* 40 *et* 45 *ans.*

Ch....., frotteur, 45 ans, brun, est devenu hémorrhoïdaire, il y a une quinzaine d'années environ : il conserva pendant longtemps un flux périodique mensuel, lequel, dans la suite, revint plus souvent, mais avec moins d'exactitude. A compter d'une certaine époque, il n'eut plus que de simples fluxions, encore subsistantes, lointaines et irrégulières. En aucun temps, la constipation n'a été son son état habituel.

Il jouit de la réforme militaire, à cause d'un varicocèle prononcé qu'il portait au côté gauche ; plus tard des varices lui vinrent sur la jambe correspondante : elles s'enflammèrent en une occasion, et donnèrent lieu à un ulcère.

En janvier 1859, il fut pris, pour la première fois, d'un accès de rhumatisme articulaire aigu, notamment fixé aux deux genoux, et assez légèrement aux poignets. Traitement dirigé par mon ami le Dr Second-Féréol, et consistant dans un emploi de sangsues et de sulfate de quinine. Avant cette atteinte, le sujet était assez fréquemment tourmenté par des douleurs mobiles, à l'épaule, au dos, et surtout à l'aine gauche : elles étaient assez intenses à ce dernier endroit pour interrompre les occupations du malade.

Avant l'âge de 30 ans, il eut des épistaxis assez fortes pour inquiéter sa première épouse.

Antécédents de famille. Nuls relativement aux hauts parents. La mère du sujet, une sœur et un frère de celle-ci, sont morts *entre* 40 *et* 45 *ans.* Son père, âgé de 70 ans, est devenu rhumatisant à la fin de sa 54e année ; depuis, il a essuyé maints accès de ce mal, qui a déterminé chez lui l'entière impotence d'une main.

OBSERVATION XIII.

Sujet. — Hypertrophie cardiaque commençante, gastralgies, migraines, *flots* hémorrhoïdaux.

  Parents :

1° Père : hémorrhoïdes fluentes, pneumonie, fièvre cérébrale.

2° Mère : rhumatismes goutteux vagues, flots hémorrhoïdaux, constipation, dyspnées, zona, hypertrophie cardiaque, catarrhe bronchique.

3° Tante maternelle : étouffements, rhumatismes, *flots* d'hémorrhoïdes.

M. T....., bureaucrate, 39 ans, brun, nerveux-bilieux, a présenté, il y a deux ans et demi environ, des indices d'une hypertrophie initiale du cœur : palpitations, essoufflements, gêne au thorax, bruits cardiaux forts.

A cette même époque, M. T..... souffrait d'une dyspepsie fatigante, de spasmes d'estomac, et surtout de crises de migraines pénibles et répétées. Après un traitement propice dicté par le Dr J. Moissenet, et l'usage du paullinia, les fonctions digestives se remirent et les accès d'hémicrânie ne parurent plus. Huit mois plus tard environ, des flux de sang copieux firent inopinément irruption à travers l'anus, et durèrent plusieurs jours, sans exercer d'influence notable sur la santé. Au bout d'un certain temps, les névralgies de la tête revinrent, suivies, quelques semaines plus tard, de nouveaux écoulements podiques ; d'ailleurs maintien des bonnes digestions, santé convenable, et absence des anciens signes fournis par le cœur.

Antécédents héréditaires. 1° Père longtemps affecté d'hémorrhoïdes fluentes, mort d'une fièvre cérébrale survenue dans la convalescence d'une pneumonie. 2° Mère âgée de 75 ans et très-obèse. Réglée tôt, elle a conservé tard une menstruation ordinairement régulière ; à une époque déjà éloignée, elle souffrit très-vivement de douleurs dans les deux bras et principalement à l'attache des épaules ; il y a une quinzaine d'années, elle eut, par le rectum, des flux sanguins considérables, parus et arrêtés spontanément, et de nul effet apparent sur sa santé. Bien que la constipation soit la règle chez Mme T....., elle n'a jamais éprouvé de sensation particulière au fondement ; à la suite des écoulements précédents, parurent quelques accès de suffocations, faibles, passagers et irréguliers. En 1855, une large *zone* d'herpès se montra sur le tronc, accompagnée d'une vive réaction générale, où Mme T..... reçut les soins de M. Cruveilhier.

Deux ans plus tard, les accès d'étouffement revinrent plus fréquents et plus intenses que par le passé ; l'un d'eux fut même assez prononcé pour engager mon ami, le Dr Marcé, à recourir à une saignée du bras ; il put d'ailleurs constater un développement anormal du cœur, uni à une certaine étroitesse de l'orifice aortique. Depuis cet accident, un catarrhe des bronches s'est déclaré, et occasionne une gêne respiratoire presque permanente et plus ou moins marquée, et un retour plus rapproché des crises de dyspnée.

En novembre 1859, une nouvelle sortie de sang eut lieu par le podex, pendant trois jours, et dans les mêmes conditions qu'autrefois.

3° Une tante maternelle, sœur aînée de Mme T....., a éprouvé également des accès d'étouffements, des douleurs semblables aux siennes, et a eu des flux hémorrhoïdaux avant sa mort.

Note. Nous avons fait usage, dans cette observation, d'un terme inusité, celui de *flots* hémorrhoïdaux, poussé à cela par un besoin assez important, celui de mettre en relief une forme *distincte* d'hémorrhoïdes, non envisagée sous cet aspect en pathologie et appelée d'un autre nom. Nous tenons à la faire ressortir ici, parce que, dans notre opinion, elle se rattache à la goutte. Elle s'est offerte à nous chez maints individus (dont le complément de l'histoire est resté ignoré), mais sujets, tels aux angines, tels aux dartres, tels aux maux de tête périodiques, et ayant eu quelques goutteux ou rhumatisants soit dans leur ascendance immédiate, soit dans la suivante.

Ces flots, comme nous proposons de les dénommer, veulent être distingués des *flux*, parce qu'ils ne ressemblent évidemment point à ces derniers dans leur mode d'apparition, n'étant pas en outre, à leur façon, liés à des tumeurs hémorrhoïdales *fluxionnaires*, ou à des varices permanentes de l'anus. Ils n'ont d'ailleurs aucune époque d'irruption fixe, se montrent *inopinément*, quelquefois après un repas plus succulent que d'habitude, chez les individus pléthoriques, sans être cependant *exclusifs* au tempérament sanguin. Ils s'échappent du podex à l'instar d'un liquide à travers un grand crible à grandes ouvertures, et pourtant ne revêtant aucun caractère *passif*, ni dans leur invasion ni dans leurs suites. Le toucher, pratiqué et répété avec soin, ne décèle dans le rectum aucune sorte de tumeur, et les sujets n'y ont jamais la sensation d'hémorrhoïdes communes.

On objectera sans doute, d'après le tableau même que nous venons d'esquisser, que cela ne doit plus (selon la *convention*) s'appeler *hémorrhoïdes*, mais bien *hémorrhagie intestinale*, le siége des premières étant plus bas, et la présence de tumeurs en faisant la condition *sine qua non;* mais alors, dans les cas envisagés, à quelle sorte d'hémorrhagie aura-t-on affaire? Active ou passive? Car ces flots ne simulent ni l'une ni l'autre espèce, et nous les avons observés dans divers tempéraments. Il vaut donc mieux, pour sortir de cet embarras et ne point augmenter une difficulté de l'histoire des hémorrhoïdes, voir dans ces exemples des écoulements hémorrhoïdaux d'un siége plus élevé. Ainsi on se rapproche, avec avantage, de la signification plus étendue que les anciens médecins donnaient au mot *hémorrhoïde*.

C. Hémorrhoïdes ; absence de goutte et de rhumatismes dans l'ascendance.

OBSERVATION XIV.

A. *Sujet.* — Migraines de 4 à 19 ans ; entre 12 et 24, amygdalites intenses et furoncles, quatre ou cinq flux hémorrhoïdaux irréguliers ; à 25 ans, mélancolie, hypochondrie, constipation, flux rectal établi et devenu quotidien ; à 35 ans, retour des migraines. Suppression complète du flux anal en 1847 ; en 1848, fièvres synoques (absence persistante de l'écoulement rectal); pneumonie intense. Dans la convalescence : fièvre quotidienne, céphalalgies tensives, hémorrhagie abondante par le podex, maintien régulier des homorrhoïdes pendant quatre années, disparition des migraines remplacées par des *accès* de coryzas. En 1854, nouvelle suppression du flux ; en 1855, malaises divers, douleurs goutteuses vives, pneumonie terminée comme la première ; fièvres consécutives, écoulement hémorrhoïdal de 500 grammes environ ; localisation régulière du flux toujours précédé ou accompagné d'un accès de coryza.

B. *Famille :*

1° Aïeul paternel : cinq pneumonies.

2° Mère : hémorrhoïdes fluentes excessives, ablation des tumeurs, suppression du flux, cinq fluxions de poitrine (mort).

3° Frère : épistaxis.

4° Sœur : hémorrhagies gingivales, éruptions lichénoïdes, congestions pulmonaires.

M. X..... appartient à une famille d'hémorrhoïdaires. Son *grand-père*, très-fortement affecté, mourut, à 54 ans, des suites d'une cinquième pneumonie ; sa *mère* eut un flux sanguin hémorrhoïdal énorme. Un développement considérable des varices anales obligea à l'ablation de ces tumeurs ; il en résulta une suppression brusque du flux, et consécutivement des attaques répétées de pneumonie ; mort à la cinquième. Son *frère* éprouve d'abondantes épistaxis se reproduisant au printemps et à l'automne ; il n'est point hémorrhoïdaire. Sa *sœur*, morte à 61 ans, resta toute sa vie sujette à un flux sanguin par les gencives, longtemps à des éruptions lichénoïdes, et succomba enfin à des accès répétés de congestions pulmonaires ; elle n'eut pas d'hémorrhoïdes.

M. X..... eut, à partir de l'âge de 4 ans, des migraines fréquentes et complètes, qui persistèrent jusqu'à 19 ans. Entre 12 et 24 ans, il eut en outre deux fois par an des accès d'angine tonsillaire intense ou des éruptions de furoncles ; jusque-là

il ne rendit que quatre ou cinq fois du sang par l'anus. Vers l'âge de 24 ans, cessèrent peu à peu ces accidents, qui se reproduisaient chaque année avec une
régularité parfaite. Vers 25 ans, tristesse, hypochondrie, constipation opiniâtre ;
peu à peu s'établit un flux sanguin hémorrhoïdal qui devint presque quotidien.

A 35 ans, réapparition des migraines avec leur ancienne intensité ; à peu près
hebdomadaires, elles suivaient de quelques heures une évacuation sanguine
anale. En 1847, inflammation très-intense des bourrelets variqueux (application
de sangsues, séjour au lit pendant quinze jours); suppression complète du flux
hémorrhoïdal, par suite probablement de l'oblitération des varices enflammées.
En 1848, au printemps et à l'automne, accès légers de fièvre synoque; pas d'é-
vacuation sanguine; mais, le 10 décembre, M. X....., qui n'avait jamais éprouvé
d'accident thoracique, qui ne s'enrhumait jamais, fut subitement pris d'une pneumonie à gauche intense, très-vive. (Traitement énergique par les évacuations
sanguines.) Le septième jour, sueurs profuses, résolution. Après le troisième jour
d'entrée en convalescence, M. X..... devint triste, lourd ; chaque matin, accès de
fièvre avec céphalalgie tensive; enfin, au bout de quelques jours, il rendit une
abondante quantité de sang par l'anus. A partir de ce moment, marche rapide
de la convalescence. Pendant quatre années, le flux sanguin persista, se reproduisant tous les huit ou dix jours; pas de migraines : elles étaient remplacées
par des accès de coryza de quelques heures. En 1854, nouvelle inflammation des
varices anales, aussi forte, aussi prolongée que la première ; nouvelle suppression
du flux.

En 1855, au mois de septembre, M. X..... vit sa santé se déranger; il devint
sombre, pesant, sujet à des céphalalgies. Vers le milieu de novembre, apparition
de fortes douleurs de goutte, qui cessent au mois de décembre ; l'opiniâtreté et
la force du malaise, qui débuta au mois de septembre, firent annoncer à M. X.....
l'invasion prochaine d'une pneumonie. Le 18 décembre, M. X..... était dans son
cabinet, au coin du feu ; tout à coup frisson intense, gêne au côté droit du thorax. Le soir, on constata une pneumonie qui se passa comme la première. Convalescence, et aussitôt accès de fièvre pendant huit jours, avec somnolence, céphalalgie, fréquence extrême du pouls (120) et cessant à midi. Ensuite M. X.....
rendit en une seule fois, par l'anus, 500 grammes de sang environ. Le flux rétabli
a duré six mois sans jamais cesser complétement et sans fatigue; depuis, il se
reproduit à peu près tous les quinze jours, toujours précédé ou accompagné d'un
accès de coryza.

Note. Dans ce fait, qui tire une grande valeur du caractère médical et de la situation élevée du sujet, les pneumonies, dont on le
montre atteint, diffèrent en quelques points, on le remarquera, de

celles de type classique, ayant pour cause, communément, le *froid*, et s'offrant avec les signes tranchés d'une inflammation *franche*. Des différences assez notables éloignent les premières des dernières, encore que, dans l'un et l'autre cas, il s'agisse d'une *fluxion* localisée sur un même organe, et donnant lieu à un *fond* de symptômes analogues ; circonstance bien propre à faire ressortir l'importance de la considération de la cause, dans les états appelés organopathiques.

Ici l'on note une ascendance hémorrhoïdaire, dont les deux membres les plus directs ont présenté des cas *nombreux*, inaccoutumés, de fluxions de poitrine mortelles ; des accidents congestifs et hémorrhagiques chez une sœur ; puis, chez le malade lui-même, atteint d'hémorrhoïdes, une série d'affections *foncièrement* de même nature, à partir de son enfance et jusqu'à son âge mûr actuel. On remarque, en outre, l'invasion, le mode de solution de ces pneumonies (comme chez le père du sujet de l'obs. 1re), qui s'*écoulent*, en quelque sorte, avec des flux spontanés de podex ; leurs prodromes, leurs suites non ordinaires, dans lesquels se montrent des symptômes évidemment liés à l'influence générale qui a développé ces dernières. On peut bien, avec quelque attention, arriver à découvrir dans nos livres, au tableau qu'ils tracent de cette maladie, le type de semblables pneumonies, en rapprochant de *telle* marche, distraite de l'ensemble de la peinture, *certains* symptômes relégués à part sous un titre *spécial ;* mais il faut nécessairement en être d'avance prévenu, sans quoi il n'est guère possible d'entrevoir aucun rapport entre la maladie dont on s'occupe, et cette série d'affections (d'ailleurs sans liens saillants entre elles), dont on charge d'habitude l'aride et lourd chapitre des *Complications*. Il nous est avis, tout en reconnaissant les difficultés de la chose dans l'exécution, que cet exposé sec et stérile, qu'on heurte toujours non sans répugnance, pourrait être uni d'une façon, et plus philosophique, et plus avantageuse (cliniquement parlant), au reste des descriptions nosographiques, écrites pour notre usage. Les faits du genre de celui qui donne lieu aux notes actuelles, comportent un enseignement pratique : dans les cas où telle affection d'organe, telle maladie se montrent à nous avec des allures peu ordinaires, bizarres, résistant d'ailleurs aux moyens habituels qui ont coutume de réussir en pareille circonstance, nous devons penser à la *possibilité* de quelque cause anormale aussi dans sa nature, afin de modifier notre ordinaire routine, si nous le jugeons utile. Que de pneumonies ne cèdent point à des saignées répétées, au tartre stibié, aux vésicatoires-monstres, allant leur train en dépit du médecin et de la médication, arriveraient à être enrayées par la simple application de quelques sangsues à l'anus, moyen qui, appliqué opportunément, vient favoriser une fluxion hémorrhoïdale ou un flux dont, plus tard, on retrouve les analogues dans la famille du sujet ! A ce propos, n'oublions point de dire combien souvent, à notre avis, est vaine la *prétention*, affichée ou conçue, de pouvoir remplacer, *en tous cas*, une salutaire influence hémorrhoïdale par la saignée du bras. On peut avec fruit comparer, dans les observations 5 et 10, les effets obtenus par l'art et ceux donnés par la nature.

OBSERVATION XV.

Sujet. — Hémoptysies formidables, fluxion hémorrhoïdale après douches thermales, flux consécutif: cessation complète des accidents thoraciques, et santé vigoureuse.

Parents. Mère et sœur : hémoptysies (*phthisis ab hæmoptoe*).

N..... est négociant, d'une constitution sèche, maigre, brun de peau, et d'un tempérament nervoso-bilieux. Sa mère est morte jeune d'une affection de poitrine caractérisée par des hémoptysies; sa sœur, à l'âge de 15 ans, eut de violentes hémoptysies, et mourut en quelques mois phthisique (*phthisis ab hæmoptoe*).

N..... n'a jamais jusqu'ici craché de sang, et malgré une apparence physique frêle, sa santé s'est maintenue bonne. Le 18 mai 1851, à midi, au moment de se mettre à table, il fut pris subitement d'un prurit de larynx avec toux, et il rendit par la bouche et le nez une pleine cuvette de sang; pâleur excessive, état de demi-syncope, sueurs glacées, souffle sur le trajet des principales artères, et cependant pouls dur, vibrant, tendu, très-fréquent; de temps en temps, crachats fortement ensanglanglés. (Une large saignée arrête l'hémorrhagie; séjour au lit avec immobilité et silence absolus ; boissons glacées.) Le sang ne reparut plus dans la journée. Le lendemain 19, à sept heures du matin, survint une nouvelle hémoptysie qui inspire des craintes pour la vie du malade. (On inonde la poitrine d'une eau très-fraîche.) L'hémorrhagie s'arrête subitement et ne reparaît plus ; pendant quinze jours, le pouls resta dur, tendu, vibrant, très-fréquent. (Usage de pilules composées de digitale et de camphre ; régime lacté.) Au bout de six semaines, remis de son accident, mais faible, pâle et très-maigre, N..... partit en Suisse pour subir une cure de l'œil ; à l'automne, il était dans un état de santé parfaite.

Pendant son voyage, d'après l'avis d'un médecin, il prit les eaux d'Aix (Savoie), mais administrées seulement en bains de siége et en douches anales. Une très-forte fluxion hémorrhoïdale en fut la suite, et N..... revint à Paris sans aucun signe thoracique, mais hémorrhoïdaire confirmé.

Depuis cette époque, N....., qui vit à la campagne, n'a plus éprouvé d'accès d'hémoptysie, mais il conserve un flux hémorrhoïdal qu'il a soin de respecter et d'entretenir. Deux ou trois fois par année, les varices anales se tuméfient, s'enflamment légèrement, et lui causent de la souffrance pendant plusieurs jours. En tout temps, pendant les grandes chaleurs comme pendant les grands froids, par la pluie, la grêle, la neige, il vaque à ses affaires à pied ou à cheval, va à la chasse, à la pêche, et vit sans autre précaution hygiénique que celle de maintenir l'indisposition élective de la région anale.

Note. Dans cette observation, non recueillie par nous-même, nous regrettons de n'avoir point été instruit de la nature et de quelques particularités de cette affection de l'œil qui nécessita un voyage en Suisse ; peut-être eût-elle été trouvée liée à la cause générale héréditaire qui engendra chez le sujet cette formidable hémoptysie, si près d'être fatale. Il n'est point dit non plus dans quel but furent administrées les douches du fondement, si c'était en vue de provoquer des hémorrhoïdes.

Mais ici on peut juger qu'un tel résultat était dans la pensée du médecin de N....., d'après la manière dont il fit user la médication minérale, employée seulement en bains de siége et en douches sur l'anus. Quoi qu'il en soit, ce qu'il y a surtout de très-remarquable au fond de cet exemple, c'est l'effet avantageux si marqué qu'eut une fluxion hémorrhoïdale *provoquée* sur des accidents très-sérieux, manifestement liés à une diathèse héréditaire que nous supposons de nature goutteuse.

OBSERVATION XVI.

A. *Sujet.* — Hémorrhoïdes datant de l'enfance (fluxion et écoulement); accès névralgiques du rectum pendant deux ans, très-fréquents et extrêmement violents, débutés après un flux en partie suspendu; pas de constipation habituelle ni dans le cours des précédents accès; absence de contracture et de fissure; lésion anale circonscrite; rhumatismes légers.

B. *Famille.* — 1° Père : hemorrhoïdes, congestion apoplectiforme au cerveau à 73 ans.

2° Mère : hémorrhoïdes.

3° Oncle maternel : ramollissement cérébral à 60 ans, bronchite, emphysème chronique.

4° Sœur : maladie cardiaque mortelle de l'enfance, chorée antérieure.

5° Frère : douleurs rhumatoïdes légères (musculaires et articulaires).

M. X....., d'un tempérament bilieux-nerveux, est affecté d'hémorrhoïdes depuis l'âge de 10 ans environ. Il n'a jamais cessé, depuis cette époque, d'éprouver à des intervalles irréguliers, rarement plus longs que quelques semaines, soit des fluxions sans hémorrhagie, soit des pertes de sang plus ou moins abondantes.

Dans les derniers mois de 1856, il a été pris d'une fluxion avec écoulement sanguin, qui d'abord n'a rien présenté de particulier, mais qui, s'étant en partie dissipé, a laissé à sa suite des douleurs extrêmement aiguës, passagères. Bientôt ces douleurs sont devenues plus persistantes et ont formé des accès de plusieurs heures de durée; ceux-ci se montraient brusquement, sans cause appréciable le plus souvent, quelquefois à la suite d'une selle, et se terminaient de même, à l'instar des attaques de névralgies. Ces accès se sont montrés d'octobre 1856 à septembre 1858, tous les jours, quelquefois plusieurs dans le cours de la même journée; leur violence était inexprimable : c'était la sensation exacte d'une blessure profonde faite à l'anus avec un large couteau rougi au feu. Les douleurs ont conservé cette extrême intensité pendant près d'un an.

Comme état anatomique : absence de contracture, absence de fissure; présence dans la partie postérieure droite du périnée d'un point particulier douloureux à la pression, et donnant au malade la sensation d'un engorgement circonscrit. Dans les derniers mois, léger écoulement muco-purulent. En écartant l'anus à l'aide d'un spéculum, on apercevait une place rouge et suintante.

Comme troubles fonctionnels : pas de constipation, et, dans le cours de cette longue maladie, plusieurs fois diarrhée ; congestions hémorrhoïdales répétées plusieurs fois sans aggravation des douleurs, et écoulement sanguin sans le moindre soulagement.

État général assez bon ; appétit, sommeil, conservés. Les évacuations n'étaient pas la seule cause qui occasionnât le retour de ces douleurs névralgiques : *elles revenaient très-souvent spontanément.* Cependant il était rare qu'une selle ne fût point suivie, quelquefois une ou deux heures après, d'un violent accès. Quant à l'expulsion des matières fécales, elle était en elle-même horriblement douloureuse quelquefois, d'autres fois accompagnée d'une douleur fort supportable. Emploi vainement essayé de lavements narcotiques, de pessaires belladonés, de longs bains (dont plusieurs de douze heures et même davantage). La seule chose qui diminuât ces douleurs et permît au malade de se livrer, comme il était contraint de le faire, à des travaux urgents, était l'usage de l'opium et de la morphine à haute dose (jusqu'à 1 gr. 40 d'extrait thébaïque, 0 gr. 60 de sulfate de morphine, avalés par petites portions dans l'espace de une à deux heures). L'hydrothérapie, douches, bains de siége, etc., releva l'état général, qui avait fini par s'altérer légèrement, ent peu d'action sur l'état local, qui ne s'améliora que très à la longue. Moins le point induré ci-dessus de la région anale devenait sensible à la palpation, plus les accès névralgiques intermittents perdaient de leur intensité ; ils se réduisirent finalement à quelques élancements isolés, et depuis le mois de septembre 1858, le malade n'en éprouve plus. Il a vu en même temps disparaître le suintement dont il a été parlé. Depuis, quelques congestions hémorrhoïdales sans hémorrhagie notable se sont produites ; elles n'ont pas déterminé le retour de l'affection anale.

Antécédents. Père et mère hémorrhoïdaires ; chez eux, nulle trace de goutte. Au-dessus, aucun exemple connu de cette dernière maladie ou de rhumatismes. Ce premier a eu en 1858, à l'âge de 73 ans, une attaque de congestion cérébrale, ou un peu plus ; l'intelligence ne s'est rétablie qu'au bout de six semaines ; aucun vestige de paralysie n'a subsisté.

Un oncle maternel est mort d'une maladie du cœur et d'un ramollissement de cerveau à 60 ans ; il avait en plus une bronchite chronique emphysémateuse.

Une sœur a succombé, à 9 ans, à une maladie du cœur avec hydropisie ; elle avait été *choréique* auparavant.

Le frère aîné de M. X..... éprouve de temps en temps des douleurs erratiques 'égères de muscles et de jointures. (M. X..... ressent lui-même de semblables douleurs qu'il appelle *rhumatoïdes.*)

Note. C'est sur l'affection névralgique dont a souffert le sujet, affection si extraordinairement intense et si étrangement rebelle en une occasion, que je désire un instant arrêter l'attention. La plupart de ceux qui voudront nous lire expliqueront ces accidents, sans aucun doute, par la nature «nerveuse» (non exagérée pourtant) du sujet, «mise en jeu» par la *petite lésion locale* signalée dans l'observation. Tout en ayant noté nous-même, pour en tenir un compte nécessaire, ces deux circonstances, il nous est impossible de ne point apercevoir *autre chose* au delà d'elles : et nous le disons incontinent et sans détour, une influence diathésique héréditaire, goutte ou rhumatisme, se révélant sous la forme d'une *névralgie anale*, éveillée par un léger accident local d'hémorrhoïdes. En rappelant cette petite lésion, découverte dans le rectum au moyen du spéculum, nous nous souvenons d'une petite tumeur placée sur l'un des côtés du périnée, laquelle suivit les grandes souffrances du sujet. Nous ne pouvons nous empêcher de la rapprocher de celle qui parut au palais, chez le malade de notre observation 4, après de vives douleurs névralgiques, et particulièrement une *névralgie maxillaire*. On sera peut-être moins éloigné de considérer comme *probable* la vue émise plus haut, si l'on réfléchit un peu mûrement aux antécédents héréditaires du sujet, et qu'on veuille ne point annuler, à cause de leur légèreté, les quelques douleurs *rhumatoïdes* ressenties, de loin en loin, par le malade.

On invoque souvent, pour se rendre compte de faits pathologiques embarrassants, une *nervosité* qui, prise absolument et isolément, en dehors de toute autre conception, n'emporte pas au fond une grande satisfaction pour l'esprit, et on y a surtout recours quand il s'agit de femmes. Nous admettons outre mesure qu'il existe dans l'organisation primitive de ce sexe quelque chose d'impénétrable, qui donne à la plupart de ses représentants un tempérament physique (moral aussi) tout différent de celui de la majorité des hommes, à savoir, précisément, la *forme dite nerveuse*. Nous reconnaissons encore, autant qu'il est besoin, que le côté psychique de cette si mystérieuse création, son rôle dans la société (celui qu'elle a pris et celui qu'on lui assigne), ses passions ou ses souffrances, sont autant de causes propres à développer chez elle cette qualité originelle qui la rend, bien plus que son opposé, sujette aux manifestations morbides de nature nerveuse, et impriment ce cachet à toutes celles qu'elle présente ; mais nous voyons là, en surcroît, une autre influence, autrefois reconnue et signalée chez la femme, aujourd'hui fort négligée, et qu'on peut même nous savoir très-mauvais gré de réveiller ici. On a écrit que la goutte est plus fréquente chez l'homme que chez la femme ; cela est vrai absolument pour l'espèce articulaire tophacée, mais cesse de l'être à l'égard de la forme vague, larvée, protéique, de cette maladie. *Nervosisme, hystéricisme*, peuvent bien, à nos yeux, cacher insidieusement les faits d'une hérédité spécifique, s'exerçant sur un fond de tempérament de nature propre, et activée par des lésions visibles minimes, dont, chez le sexe en question, l'utérus, fréquemment accusé, semble réserver le monopole. On reste attéré en comparant ces accidents nerveux variés, et parfois si formidables, ces névroses pleines d'agaceries et de souffrances (dites *sine materia*), quelques-uns d'entre eux un quasi-privilége féminin, en comparant, disons-nous, ces accidents multiples et changeants à l'exiguïté des lésions quêtées pour les expliquer; quand, au-dessus de celles-ci, on ne veut point concevoir une autre cause qui dissipe l'étonnement.

D'ailleurs la goutte ne peut-elle point localiser sur l'appareil génital des effets tenant d'elle, autres que ces minces accidents locaux, granulations et excoriations imperceptibles, que nous avons dit n'agir qu'auxiliairement? Les auteurs qui, comme Stoll, ont traité de la goutte vague avec compétence ont mentionné ces effets ou *aspects* (*arthritis subschemate*, dit Stoll), et il est parlé d'une métrite, de métrorrhagies et de leucorrhées *goutteuses*. On peut lire dans le tome XIX du *Dictionnaire des sciences médicales*, p. 120, deux notes très-probantes sur l'existence de cette dernière affection, laissées

par J. Storck et Clerck. Ideler, dans le journal de Hufeland, 1802,
assigne à l'*hystérie* une origine très-souvent goutteuse, et Klein a
inséré dans son *Interpres clinicus* : « Uteri cum artubus nota est
« sympathia. Hystericæ facile fiunt podagricæ. » Musgrave a donné
plusieurs exemples d'hystérie terminés par la goutte articulaire.

Toutes les causes de la goutte, a écrit Guilbert, médecin sérieux
autant qu'érudit et spirituel, si variées, nombreuses et multipliées
qu'elles soient, peuvent se réduire à trois mots : *prédisposition, pléthore, débilitation.* Chose remarquable ! voilà deux influences bien
opposées, les-dernières inscrites, d'où la goutte tire sa genèse ; et
ces termes expriment, on peut le croire, l'exacte vérité, attendu que
la podagre s'attaque au sang trop riche comme au sang trop pauvre,
à l'individu lymphatique comme au sanguin ; mais on a remarqué
qu'elle affecte la forme vague algique ou nerveuse plutôt qu'articulaire chez les hommes artificiellement débilités ou naturellement
rapprochés de la constitution de la femme. Là gît, croyons-nous, la
raison de son aspect particulier dans un sexe où la force morale
remplace souvent une force physique absente. Pour ce qui est de la
prédisposition, invoquée ici, chacun emploie ce terme en général
sans trop savoir ce qu'il veut dire au fond, mais en en reconnaissant
l'indispensable nécessité en pathologie, dont elle constitue la pierre
d'assise. Dans le cas en question, et appliquée à la femme, nous
croyons qu'elle réside dans cette faiblesse *innée* dont la nature garde
le secret ; mais nous y joignons en plus le fait même d'une acquisi-
tion héréditaire, que des circonstances propices viennent déceler au
dehors, de préférence sous forme nerveuse, et sur tout l'appareil génital, dont les fonctions facilitent les fluxions pathologiques.

OBSERVATION XVII.

A. *Sujet.* — Treize accès de goutte; crises néphrétiques; hémorrhoïdes aveugles dans la jeunesse; migraines, dyspepsies gastralgiques, étouffements; flux sanguins passagers hémorrhoïdaux, apoplexie cérébrale.

B. *Famille.* — 1° Aïeule maternelle : épilepsies fréquentes attribuées à des peines morales vives.

2° Mère : névroses variées.

3° Père : pléthore sanguine.

4° Sœur : névralgies vagues, apoplexie mortelle.

5° *Idem :* varices.

M. D..., ancien négociant-commissionnaire, âgé de 71 ans, a eu, il y a vingt-trois ans, à la suite d'une chasse sur des terres humides, une première invasion de goutte au pied droit. Depuis ce moment, il fut tourmenté, à des époques irrégulières, par douze autres accès, suivis chacun de l'expulsion d'un petit gravier par l'urèthre. En dehors de ces manifestations articulaires, il éprouva beaucoup plus rarement des crises de coliques rénales isolées. Sur la plupart des jointures, existent aujourd'hui des traces irrécusables de la maladie de Sydenham.

Dans sa jeunesse, où il menait gaie et joyeuse vie, M. D..... a eu plusieurs fois au fondement des boules qui n'ont jamais saigné; il usait d'eau froide pour les faire rentrer, et n'a jamais eu à se repentir de cette pratique.

Vers l'âge de 32 ans, commencèrent des accès de migraine que M. D..... conserva longtemps, et dont il fut guéri, il ignore comment, après avoir en vain employé une foule de remèdes.

Plus tard, il souffrit dans ses digestions, le moindre repas éveillait de vives peines d'estomac; quelques suffocations, bien moins fréquentes que ces dernières, lui causaient néanmoins beaucoup d'ennuis. Il se rappelle avoir perdu du sang par le rectum, à diverses époques, dans ses intervalles de santé.

Vers l'âge de 40 ans, après un accès de colère, il fut frappé d'une attaque où il perdit connaissance pendant plusieurs heures, et qui laissa une de ses jambes lourdes pendant longtemps.

Une sœur cadette de M. D...., vouée toute sa vie à une «fourmilière de douleurs,» mourut enfin d'apoplexie pulmonaire. Une seconde, non mariée, a l'un de ses membres inférieurs totalement envahi par des varices, qui, de loin en loin, s'enflamment et se rompent.

Son aïeule maternelle a été épuisée par de nombreuses atteintes de haut mal, dont le début est attribué à des causes morales.

Sa mère a traîné jusqu'à 81 ans une existence traversée par une infinité de névroses.

Son père, très-corpulent, n'a jamais eu autre chose que des *tracasseries du sang*.

Notes. Nous mettons en saillie le grand nombre d'attaques de goutte (caractérisées par l'issue *constante* d'un gravier) *entremêlées d'accès rénaux*, pour avoir une occasion de dire que nous n'établissons, comme il est juste, aucune différence entre l'affection graveleuse des reins et la goutte ; c'est pour cela qu'auparavant nous n'avions même pas cru devoir poser une remarque à propos du *cum calculo* du chapitre traduit.

OBSERVATION XVIII.

(De Larroque, *Traité des hémorrhagies*, p. 167.)

Gale (?) de 20 à 60 ans, hémorrhoïdes de 27 à 60, après première grossesse ; trois avortements ; dyspepsie, constipation, toux habituelle, froid à la moitié supérieure du corps.

Après ménopause : Herpès nasal, érysipèle dartreux, céphalaliges opiniâtres, froidure de la tête augmentée ; dureté d'ouïe, asthme, toux sèche, affection psorique manuelle, *dartres croûteuses*, mouvements fébriles accidentels. (Absence de notions sur la famille.)

Angélique D....., âgée de 60 ans, d'un tempérament sanguin et d'une constitution assez forte, eut ses règles à 15 ans pour la première fois, et sans aucun accident.

A 20 ans, elle contracta une gale qu'elle a toujours eu depuis, malgré les moyens employés pour la guérir.

Marié à 26 ans, elle eut une première grossesse très-heureuse, suivie d'hémorrhagies qui subsistent encore.

De 30 à 36 ans, il y eut deux grossesses aussi heureuses que la première ; les hémorrhoïdes et la gale persistaient toujours, et la menstruation était régulière hors le temps de la gestation.

A 36 ans, elle devint enceinte pour la quatrième fois, et eut un accouchement laborieux suivi, presque immédiatement après, de la chute du rectum, et d'une incontinence d'urine qui augmenta progressivement.

A 37 ans, elle redevint enceinte ; mais, au quatrième mois de la grossesse, elle fit une fausse couche, à laquelle succéda une perte qui dura quarante jours.

De 37 à 40 ans, elle fit, dans le milieu de ses grossesses, deux autres fausses couches, qui ne furent pas suivies de pertes de sang comme la première. D'ailleurs continuation des menstrues, de la gale, des hémorrhoïdes, de la chute du rectum et de l'incontinence d'urine.

Vers l'âge de 40 ans, cette femme éprouva des chagrins violents et dissimulés. Bientôt son appétit diminua, ses digestions devinrent laborieuses, le ventre se tuméfia, l'excrétion des matières fécales devint difficile et douloureuse, la respiration pénible, et il s'y joignit une toux presque continuelle et sèche. En outre, la malade ressentait à la tête un froid vif et presque constant, tandis que les parties placées au-dessous du diaphragme étaient habituellement chaudes.

Cet état dura, sans augmentation, jusqu'à 50 ans, époque de la cessation des menstrues, cessation qui n'augmenta point les hémorrhoïdes, mais qui détermina sur le nez une affection herpétique, qui disparaissait quelquefois pour revenir avec plus d'intensité.

Cette femme entra à l'Hôtel-Dieu le 29 août 1808. Trois jours après son admission dans cet hospice, il lui survint un érysipèle dartreux au visage, qui dura trois mois. Il se termina par un dépôt à la partie antérieure et externe de la gencive supérieure.

Deux mois après, maux de tête pour lesquels on appliqua inutilement un vésicatoire au bras droit.

Cette femme sortit bientôt après de l'hôpital pour y rentrer le 28 avril 1811 ; elle offrit l'état suivant : froid considérable et presque constant de la tête ; céphalalgie ; ouïe dure ; bouffée de chaleur à la face ; respiration difficile, principalement dans les temps froids et humides ; toux sans expectoration ; état dyspeptique très-prononcé ; constipation, chute du rectum, incontinence d'urine, hémorrhoïdes quelquefois très-douloureuses ; affection psorique, surtout à la main droite, où les démangeaisons sont vives au printemps ; dartres croûteuses existant sur le nez depuis la cessation des règles ; parfois mouvement fébrile se terminant par une sueur froide. La plupart de ces infirmités durent depuis plus de vingt ou vingt-quatre ans.

Note. Pensera-t-on, avec un cortége d'accidents et de symptômes si évidemment liés entre eux, et révélant une cause *unique* d'où ils émanent tous, à en distraire les hémorrhoïdes du sujet, pour les rattacher *exclusivement* à ses grossesses multiples ?

OBSERVATION XIX.

Sujet. — Névralgies, angines granuleuses, *flots* hémorrhoïdaux.

Parents : 1° Père : hémorrhoïdes.

2° Mère : céphalalgies, névralgies multiples, surdités, constipation, hémorrhoïdes, affection cardiaque mortelle.

3° Aïeule maternelle : cataracte, névralgie, surdité précoce.

4° Un frère utérin : constipation, névralgies, surdités.

5° Un frère paternel : hémorrhoïdes.

Mon ami, M. D....., professeur dans l'enseignement officiel, à Paris, 38 ans, brun, d'un corps plein, vif au physique et au moral, manifestement pléthorique-sanguin, est sujet, depuis un certain nombre d'années, aux névralgies et aux angines de nature granuleuse. Il travaille beaucoup d'intelligence, et professe haut plusieurs heures chaque jour. Les fonctions du ventre sont libres et régulières chez lui, et il n'a jamais éprouvé de *sensation hémorrhoïdale*, ni perdu du sang par l'anus, en dehors de la circonstance suivante : chaque fois que, par hasard, il lui arrive de sortir de son alimentation ordinaire, pour manger et boire un peu plus que d'habitude, sans excès, pourtant, un *flot* de sang pur s'échappe du fondement, comme d'un filtre, et allége immédiatement toute lourdeur de la tête.

Mon ami, homme d'ailleurs des plus rangés, et en tous points sobre, éprouve, de loin en loin, une sensation particulière à la verge : celle d'un prurit incommode, parfois très-prononcé, siégeant dans l'épaisseur du gland.

Pathographie héréditaire : Père affecté d'hémorrhoïdes. Mère soumise toute sa vie aux douleurs de tête, et, dans les derniers temps, à des névralgies intolérables, accompagnées de surdité; habituellement constipée et hémorrhoïdaire : morte à 66 ans d'une affection organique du cœur. Aïeule maternelle : précocément sourde, opérée d'une cataracte à 50 ans, elle contracta, après l'opération, une affection névralgique très-douloureuse. Un premier frère (utérin) est sujet à de fortes névralgies et à des surdités passagères; un second (consanguin) est tourmenté par les hémorrhoïdes.

Note. On trouve ici un nouvel exemple de ces *flots* hémorroïdaux, sur lesquels nous avons exprimé notre pensée. Cette circonstance, les névralgies, les angines, ces symptômes vers le pénis existant chez le sujet, ajoutés aux notions recueillies sur sa famille, font pour moi, de mon ami, un goutteux de l'espèce *vague*. Il n'en prendra nulle crainte, étant efficacement garanti contre ce lot morbide, relativement bon, par sa vie de rectitude exemplaire, et par une partie même de son mal, qui lui permet, à l'occasion, de sortir *impunément* de ses habitudes rigoureuses.

OBSERVATION XX

(traduite de l'anglais, de George Calvert, ouvrage cité, p. 55).

Névralgies crâniennes et faciales, soulagées par l'art; coliques intestinales et diarrhées consécutives à l'amélioration; ulcère malléolaire *accidentel* persistant. Diminution graduelle des symptômes abdominaux, correspondante à l'agrandissement de l'ulcère. Cicatrisation de ce dernier : éruptions pustuleuses multiples, remplacées par un flux hémorrhoïdal. Depuis, santé remise.

Un monsieur, d'une constitution délicate, et qui avait ébranlé sa santé par une vie irrégulière, devint sujet à des attaques de névralgies périodiques, à la tête et à la face. Il recourut à un médecin de la ville, qui lui fit une prescription, suivie d'une amélioration considérable. Peu à près il fut pris de douleurs très-vives dans le ventre et de diarrhée, lesquelles revinrent par intervalles, pendant plusieurs mois. Sur ces entrefaites, un ulcère vint à s'établir près de l'une des malléoles, à la suite d'une légère égratignure que ce monsieur se fit en dormant. A mesure que l'ulcère s'élargissait, les affections précédentes disparaissaient. En se conformant strictement à un régime indiqué, et en variant les pansements du mal, il se cicatrisa à la fin. Aussitôt des pustules firent irruption sur différentes parties du corps, et celles-ci, à leur tour, furent remplacées par un flux de sang anal, avec les symptômes habituels de poids, tension, etc. : depuis, il est resté soumis à des tumeurs hémorrhoïdales, qui paraissent prévenir l'apparition d'autres maladies, puisqu'en tous points il a continué de jouir d'une santé très-convenable.

TROISIÈME PARTIE.

REMARQUES GÉNÉRALES SUR LES FAITS PRÉCÉDENTS ; CONCLUSION, ET DÉDUCTIONS CLINIQUES.

Plusieurs conditions favorables s'unissent pour mériter à notre premier et principal fait une sérieuse attention : d'abord, ce qui importe, une authenticité des plus certaines et l'appui de témoignages respectables, où il suffit de citer l'un de nos maîtres bien-aimés, le Dr J. Moissenet ; en second lieu, un soin des plus minutieux, qui n'a permis à aucune de ses circonstances d'échapper ; enfin l'avantage de présenter l'histoire pathologique *entière* d'une famille, des aïeux à la troisième génération descendante. Il est rare d'avoir ce dernier résultat aussi complet, grâce à cette répugnance qu'éprouve chacun à publier les infirmités des siens, ou à éveiller des souvenirs inséparables souvent de vifs regrets !...

Dans le genre de sujet que nous entreprenons, la notion de l'*hérédité* ou des antécédents de famille était d'une très-haute importance et utilité. C'est pourquoi nous nous sommes partout efforcé de l'obtenir, autant qu'il a été possible, et nous prisons le bonheur d'avoir pu, en un cas, nous la procurer aussi largement, pour la transmettre en toute exactitude. Ici, en effet, nous touchons à la question pleine de mystères et semée d'épines *des liens des maladies entre elles ;* or de quelle façon l'aborder, essayer d'y pénétrer, si ce n'est en dépouillant le dossier des générations préexistantes, pour tâcher, en le plaçant en regard de ce que nous voyons, de saisir quelques traits d'union entre le passé et le présent ?

Ce que nous observons dans le cours d'une ou de plusieurs maladies, sur un même individu, tout en y aidant efficacement, ne saurait néanmoins, seul, conduire ni sûrement ni absolument à un si haut résultat : là ne doivent donc pas se borner nos études, et le complément envisagé me paraît indispensable. En notant un nombre multiplié de fois l'existence de telles ou telles maladies dans diverses ascendances, et pareillement les affections offertes par des descendances correspondantes ; si les deux ordres de maladies concordent entre eux de part et d'autre, et se répètent avec une constance soutenue dans cet ensemble d'observations, on a le *droit* d'en inférer qu'un rapport quelconque unit ces deux classes de manifestations ; il ne reste plus alors (tâche non aisée, mais réalisable) qu'à rechercher dans cette liaison le rôle respectif des unes et des autres, à savoir où réside la *tête* ou l'*élément*. Et c'est encore dans l'étude répétée et poursuivie des faits cliniques, telle que nous la concevons, qu'on peut avoir l'espérance d'atteindre à une telle solution. Une autre conséquence de ces recherches, entreprises avec soin et persistance, est de nous autoriser par ce qu'elles nous ont appris, quand les renseignements héréditaires font défaut, *à croire* que telle maladie-souche a probablement existé au-dessus, plus ou moins haut. C'est sur une pareille base que nous nous sommes appuyé pour donner libre accès en ce travail à notre troisième ordre d'observations. En ce qui a trait spécialement aux rapports des hémorrhoïdes et de la goutte, le procédé indiqué était l'unique moyen de les établir. Par quelle autre voie, en effet, oserait-on espérer d'y parvenir, quand tant de dissemblances apparentes s'offrent entre ces deux affections, surtout si, dans le parallèle, on envisage la goutte articulaire !

Montrer des faits où un sujet qui a eu manifestement la goutte arrive plus tard à être atteint d'hémorrhoïdes, ou dans lesquels un hémorrhoïdaire devient par la suite goutteux, et conclure, sur le nombre des cas pareils, à l'existence d'une relation entre l'une et les autres, c'est risquer à coup sûr de faire invoquer contre soi le mot de *coïncidence*. Et la négation en prendra plus de force encore, s'il y a par hasard, en faveur des dernières, quelques-unes des causes locales qui en aident d'habitude la formation. Mais, si aux faits en question se joignent les résultats des recherches signalées plus haut, les deux choses réunies acquièrent une grande valeur, et on est amené à admettre forcément la conclusion, à moins qu'on ne veuille absolument *rattacher rien à rien*, préférant se couvrir d'un terme qui ne contient aucune lumière.

La lecture consciencieuse et réfléchie des observations qui précèdent y dévoile assez nettement, dans la plupart, la présence des deux ordres de preuves nécessaires, selon nous, pour établir le rapport en question ; et elles ressortent suffisamment à nos propres yeux pour valoir, désormais, à ce dernier point, toute notre conviction.

En ne se tenant point exclusivement à la goutte régulière, comme expression unique de la maladie si vaste dénommée *goutte,* ses liaisons avec les hémorrhoïdes paraissent encore bien évidentes dans les exemples rapportés, si l'on y considère la fréquente association des dernières avec des affections de formes multiples, rattachées par des autorités spéciales et élevées à la goutte dite *vague* ou irrégulière. A notre sens l'idée de ces auteurs reçoit, dans les faits mêmes dont il s'agit, une sanction des symptômes morbides variés, et si souvent renouvelés, observés en des successions héréditaires, dont l'origine montre la goutte normale plusieurs fois notée.

Ainsi ces épistaxis, hémoptysies, métrorrhagies, apoplexies (cérébrale et pulmonaire); ces coryzas, bronchites, catarrhes; ces affections de la peau : furoncles, ecthyma, acné, lichen, psoriasis et eczémas, ces érysipèles, etc.; ces asthmes, angines, névralgies (les migraines, notamment, incluses dans l'arthritis par Stahl); ces douleurs à types vagues ; ces névroses (épilepsie, chorée); ces *raptus* vers les organes ; ces pneumonies et dysentéries ; ces maladies du cœur : d'une manière générale toutes ces hémorrhagies, fluxions, congestions et inflammations, qui se sont produites, avec une *certaine marche et des effets variés,* dans les observations données, représentent, dans notre jugement, autant de *rameaux d'aspects divers, issus d'une branche suprême et unique.*

Au point où nous sommes arrivé, il nous semble que tout esprit qui, dans la conception de la goutte, ne la limite pas aux articulations et au *tophus extérieur*, a déjà pressenti cette conclusion de nos remarques, à savoir : l'existence d'un lien *diathésique* entre les hémorrhoïdes et la goutte, dont les premières constituent un *élément* ou une manifestation.

Ce terme aboutissant reçoit un très-notable appui des circonstances suivantes :

1° La considération des *grands contacts* qu'on saisit, en y réfléchissant, entre ces deux maladies et d'autres rapprochements existant entre elle : ainsi l'une et l'autre sont des affections manifestement *fluxionnaires* dans leur forme régulière, et revêtent les mêmes aspects anomaux, les mêmes métamorphoses, lorsqu'elles viennent à être dérangées spontanément, ou par un art intempestif ; la *mobilité* est le principal caractère des fluxions par lesquelles elles s'expriment ; l'*influence héréditaire* est à peu près égale chez elles, et n'est nulle part mieux établie ; elles sont favorisées, l'une et l'autre, dans leur développement, par une même condition organique générale, la *pléthore*. Il faut ajouter à cela les conditions relatives à l'âge, au sexe, et le portrait des prédisposés, qui sont presque analogues dans les deux maladies.

2° L'existence de deux publications récentes où il se trouve indirectement confirmé, à savoir : la thèse inaugurale du Dr Vibert : *Études sur l'évolution de quelques maladies chroniques* (Paris, 1859), et les *Leçons sur les affections cutanées* de M. le Dr Bazin (Paris, 1860). Dans ce premier travail, aussi substantiel que concluant, d'un très-bon esprit à notre avis, et où l'on sent comme le souffle d'un grand maître, se trouve cet énoncé : « Les convulsions chez les enfants, les épistaxis habituelles, les angines répétées, les migraines et les hémorrhoïdes chez les jeunes gens et chez les adultes, les hémorrhagies cérébrales chez les vieillards, forment un groupe d'affections que leurs successions et leurs associations fréquentes permettent de

considérer comme appartenant à une même famille pathologique. »
L'une et l'autre source renferment des faits qu'il est vraiment remarquable de voir si ressemblants entre eux et aux nôtres, quand
on songe à la différence des trois points de départ. Voici, pour faire
ressortir immédiatement ce que nous venons d'avancer, un tableau
résumé desdits faits :

A. Page 30. Convulsions, épistaxis, angines, hémoptysies, migraines, hémorrhoïdes.

   Parents : Hémorrhoïdes, varicocèle, céphalées, ramollissements cérébraux.

Page 34. Épistaxis, céphalées, hémorrhoïdes, hématurie, dysurie.

   Ligne paternelle : éternuments excessifs, cancers de la vessie.

   Ligne maternelle : angines, épistaxis.

Page 36. Convulsions, épistaxis, hémorrhoïdes, céphalées congestives, hématuries; encéphaloïde du rein gauche, du foie, des poumons.

   Apoplexies chez les parents; convulsions chez un enfant.

Page 45. Névralgies, paralysie incomplète.

   Angine, acné rosacea, douleurs articulaires, hémorrhoïdes, chez la fille.

   Hémorrhagie cérébrale chez le grand-père maternel.

Page 47. Chlorose, hystérie, migraines, névralgie, toux périodique.

   Parents : Apoplexie, asthme, migraines, esquinancies, hémorrhoïdes, convulsions et épilepsie consécutive.

Page 53. Épistaxis, hémorrhoïdes, attaque de goutte, céphalées, asthme symp-
tomatique (anévrysme de l'aorte).

   Parents : Goutte, migraine, asthme.

B. Page 336. Coryzas, angines, rhumatismes, varices, congestions cérébrales,
flux hémorrhoïdal, urticaire hémorrhagique, lichen urticans, érythème mar-
giné, ulcères variqueux.

   Parents : Père : varices, névralgies, rhumatismes, toux fréquentes, pneumonies, dartres.

   Mère : Céphalalgies, gastralgies, dyspepsie; un premier enfant de celle-ci,
      délire mortel; un second, ulcère de matrice.

Page 352. Épistaxis, maux de tête, dyspepsie, rhumatismes, dartres multiples,
furoncles, angine, coryzas, acné rosacea.

   Parents : Père : cinq fluxions de poitrine en cinq ans, bronchite, angines,
   coryzas, hémorrhoïdes fluentes, lumbago, dyspepsie.

   Mère : Rhumatismes, catarrhes, perturbations intellectuelles.

Page 354. Gourmes, *prurit* vulvaire après et pendant la grossesse (sept) ; tumeurs hémorrhoïdales fluentes, céphalalgies violentes (absentes pendant la grossesse et le flux hémorrhoïdal), varices, furoncles, angines, eczéma. — *Nota*. Persistance de plusieurs plaques d'eczéma, disparition des maux de tête et des hémorrhoïdes. L'été suivant, en deux fois, douleur thoracique intense et étendue, ayant duré quinze jours chaque fois.

3° L'assertion de deux médecins des hôpitaux de Paris, estimés et bien connus, MM. les Drs Cazalis et Moissenet. Dans des entretiens isolés avec chacun de ces maîtres, les expressions de *goutte hémorrhoïdale, goutte vasculaire, eczéma hémorrhoïdal*, et cette formule : « hémorrhoïdes, manifestation du rhumatisme, » furent en deux reprises prononcées d'une part et de l'autre. Il n'est aucun doute que la pratique de ces médecins sérieux leur ait fourni des faits propres à justifier leur opinion.

4° La méditation d'un passage du livre *des Humeurs* d'Hippocrate : « Qui sanguinem per ora venarum quæ sunt in ano, perfun-« dere solent, ii neque lateris dolore, neque pulmonis inflammatione, « neque ulcere excedente, neque furunculis corripiuntur, neque tu-« berculis....; ac forte ne lepra quidem ; fortassis vero, neque vitigi-« linibus. » Il est frappant de constater que ce médecin célèbre, si profondément observateur, ait été conduit indirectement, par la seule remarque des faits, à nous montrer ainsi des *symptômes de la goutte vague* dans un tel rapport pratique avec les hémorrhoïdes.

Il ne suffit pas d'avoir essayé de montrer dans cette thèse la réalité d'un lien unissant cliniquement les hémorrhoïdes et la goutte, et d'avoir en outre formulé la nature de ce lien ; ce double résultat de nos efforts laisserait subsister une pensée dont nous devons nous défendre, et il importe, d'ailleurs, de tirer du rapport posé les enseignements qu'il entraîne, et sans lesquels, à notre avis, toutes les précédentes recherches demeureraient stériles.

Le fait de la liaison ressortant ici n'est point du tout *général,* dans notre opinion, et il est loin de mon idée, assurément, de vouloir rayer de la pathologie les hémorrhoïdes purement de causes locales. Assez d'exemples, que je juge bien nets, de cette espèce, se sont offerts à moi parmi les sujets de toutes classes qui, depuis un peu plus de deux années, n'ont pu échapper à mes inquiètes investigations : mais je me suis convaincu qu'elle est bien moins répandue qu'on ne le pense communément ; et, en outre, que l'action si souvent invoquée des causes physico-mécaniques est également bien moins efficace à les produire que la chose est admise : j'exclus, bien entendu, de ces dernières, une compression directe des veines hémorrhoïdales par un produit morbide quelconque, ou une gêne sérieuse dans le foie ou dans la circulation pneumocardiaque. C'est aux varices anales, résultat de pareilles causes, qu'on pourrait justement appliquer ces mots de Boerhaave : *Mechanices in medicina usum esse summum, utilitatem maximam.* Un autre type d'hémorrhoïdes *mécaniques,* non existant dans la nature, mais dont Hufeland a eu l'idée, est de celles qu'on déterminerait *certainement* (remarque ce grand médecin) chez toute personne qui, « pendant une année, serait condamnée à ne bouger de son siége, en étant en plus, exclusivement soumise à un régime excitant et succulent. » Nous ne doutons guère qu'on atteignît, en effet, une pareille fin, tout comme on arriverait à congestionner le cerveau *le moins prédisposé,* en le plaçant, pendant quelque temps, dans la position des pieds, sans même avoir besoin de soumettre le sujet de l'expérience à n'importe quelle excitation parallèle !

Nous avons trouvé un chiffre relativement notable de bureaucrates et buralistes, en général de gens à professions sédentaires, et normalement constipés, tous indemnes de cette *affection du rectum;* et, pareillement, des femmes, plusieurs fois mères, et vivant dans cet état *fermé* du ventre, qui, on le sait, est dans les habitudes fonctionnelles du sexe féminin. En ce qui a trait à la déclivité du rectum par rapport à la tête, dans la genèse des hémorrhoïdes, feu Récamier en avait déjà considérablement amoindri l'importance, par une remarque tout à la fois judicieuse et victorieuse : l'absence d'épistaxis chez des animaux qui, au contraire de l'homme, portent

leur nez plus bas que leur anus, ou au même niveau que cette partie.
On pourrait ajouter que telles espèces de la création qui vivent
dans une attitude plus ou moins rapprochée de celle du Roi de la
nature sont cependant exemptes d'hémorrhoïdes. Des réflexions
précédentes nous induisons que si l'ours et le chien, par exemple,
ne sont point assujettis à perdre du sang par les narines, ni l'au-
truche par le fondement (double privilége peu rare dans notre
humaine espèce), c'est que les causes réelles qui y donnent lieu
fréquemment n'existent point, j'imagine, pour les autres animaux,
à savoir : un héritage goutteux, et souvent un genre de vie matériel,
et des habitudes morales qui engendrent cette maladie.

Donc, tout en reconnaissant que la position naturelle des veines
du rectum, jointe chez elles à l'absence de valvules, et un état ordinaire de constipation, peuvent quelquefois, à eux seuls, déterminer
des hémorrhoïdes, nous croyons que ces causes souvent n'agissent
point initialement et favorisent seulement l'abord d'une fluxion spécifique dont elles peuvent compliquer singulièrement les suites. Et
il est bien permis, en vérité, de formuler une pareille conclusion,
en considérant d'un côté l'existence d'hémorrhoïdes avec défaut des
principales causes efficientes (la position des veines exceptée), et,
d'autre part, leur absence, malgré la constatation de ces mêmes
causes.

Nombre de femmes pourvues d'enfants, nombre d'artisans cloués
une pleine demi-journée à un labeur assis, sont, il est vrai, hémorrhoïdaires ; mais combien, par contre, des unes et des autres, serrés,
en outre, du ventre, restent libres de toute varice rectale !

Toutes ces diverses remarques et observations montrent que
certaines hémorrhoïdes, estimées purement locales, et en apparence
telles, peuvent néanmoins tenir à une origine générale : aussi ne
doit-on point se hâter de poser cette première conclusion, ni fonder
son jugement sur des causes locales qu'on voit, insuffisantes pour
asseoir la certitude du diagnostic. L'une de ces causes, très-effi-
cace, qu'on accuse généralement, peut elle-même quelquefois être

regardée comme un indice initial de la manifestation goutteuse diathésique sur l'intestin. On la voit, en effet, dans quelques circonstances, préexister à toute annonce d'hémorrhoïdes, chez des individus antérieurement d'habitude relâchée, et qui aboutissent par la suite, plus ou moins longtemps, à être hémorrhoïdaires. Ce point mérite attention, en pratique, étant un fait d'observation réel, encore que non signalé par les auteurs. La raison d'un tel fait nous a longtemps préoccupé, et en y réfléchissant avec persistance, nous sommes arrivé à cette explication : Cette sécheresse et cette chaleur de l'intestin pourraient bien être le premier effet de la localisation de la diathèse sur les vaisseaux excréteurs du foie et sur les exhalants du tube digestif, organes dont les fonctions s'en trouveraient ainsi perverties. Nous mettons pleine réserve dans cette vue propre, nous gardant de la comparer à des faits *positifs*.

Il faut ne se point arrêter au seul signe précédent, et il est utile, *dans tous les cas,* pour assurer son jugement, d'interroger avec soin les antécédents de famille du sujet : si cette recherche ne donne aucun résultat que l'on croie de valeur, on sera alors à peu près sûr qu'il s'agit d'une simple affection locale. Et cette conviction deviendra plus certaine encore, si l'on sait que la première invasion des hémorrhoïdes n'a point coïncidé d'une manière frappante avec un ou plusieurs de ces phénomènes morbides, toutefois assez saillants, susceptibles d'éveiller l'idée de la *goutte vague;* ou bien encore si cette apparition n'a pas jugé critiquement quelqu'un ou quelques-uns de ces symptômes.

Quel *pronostic* tirer, au lit du malade, de cette alliance des hémorrhoïdes et de la goutte, quelle signification a-t-elle ? En d'autres termes, résulte-t-il de la coexistence observée en pratique de ces deux affections des avantages ou des inconvénients à signaler ?

L'union dont nous traitons peut se traduire de trois façons différentes dans le domaine clinique : les hémorrhoïdes peuvent succéder à la goutte (régulière ou anomale) comme crise, *hémorrhoïdes critiques;* elles peuvent se montrer à sa suite, sans la terminer, en être comme une espèce de *métastase, hémorrhoïdes métastatiques;* enfin elles sont susceptibles d'en être une *extension, hémorrhoïdes par extension diathésique.* Ces trois modes sont possibles, se vérifient, et dans chacun d'eux la parenté ne subsiste pas moins, à notre avis.

La science renferme des exemples de la première espèce. On trouve dans les auteurs, citées purement et simplement, une foule de maladies, entre autres telles névroses jugées incurables, comme l'épilepsie et certaines formes de manie (maladies regardées par nous comme des transfigurations ou dégénérations de la goutte articulaire), qui ont disparu ou se sont très-sensiblement améliorées plus ou moins rapidement à la suite de l'établissement d'hémorrhoïdes.

N'est-ce point une chose bienheureuse et consolante alors d'être autorisé, dans ces cas désespérés, en se fondant sur de semblables faits, à conserver par devers soi quelque arrière-espérance, et à laisser entrevoir (sous toutes réserves, bien entendu) une lueur faible qui cherche à pénétrer dans le sombre tableau offert par de malheureux malades à ceux qu'ils intéressent ! Et n'entre-t-il point, d'un autre côté, très-rigoureusement, dans le devoir du médecin, en face de ces tristes maladies contre lesquelles la science se déclare impuissante, d'essayer à obtenir ce que parfois réalise la nature ?

Les médecins qui s'élèvent d'une manière absolue contre la *provocation* des hémorrhoïdes n'ont d'autre motif que les nombreux inconvénients locaux (fluxions douloureuses, névralgies anales, abondance des pertes, fissure du podex, chute du rectum, etc. etc.), qu'ils y trouvent attachés; mais ont-ils suffisamment réfléchi que tous ces désordres dépendent le plus souvent des malades eux-mêmes, c'est-à-dire du genre de vie désordonné qu'ils mènent et des précautions qu'ils négligent de prendre ? Se refuserait-on, obstinément, pour nous permettre une comparaison, de conseiller l'ensemencement d'un terrain particulier, en lui confiant des graines fécondes, parce qu'on lui aurait reconnu quelques mauvaises qualités, auxquelles on serait libre d'ailleurs de remédier? Et de ce que la bienfaisante et si utile hygiène soit la Déesse le moins en faveur dans l'humanité, s'ensuit-il que la médecine doive s'abstenir de la recommander?

Les observations 1, 5, 10 et 15 de cette thèse montrent du reste les bons effets d'une judicieuse provocation d'hémorrhoïdes. Il n'est point d'une nécessité indispensable, comme on incline assez à le croire, que cette provocation, pour avoir des suites salutaires, détermine l'établissement d'un flux de sang ; il suffit qu'une fluxion plus ou moins régulière se localise sur le rectum, comme cela a lieu pour les hémorrhoïdes naturelles, souvent bornées à ce dernier acte. L'écoulement, en certains cas, n'est qu'un phénomène accessoire, les hémorrhoïdes étant de leur essence, comme l'a établi de Montègre, une affection *fluxionnaire*. Cette circonstance pratique les différencie notablement des règles auxquelles cet auteur a voulu les comparer, desquelles il les a trop rapprochées, puisque l'hémorrhagie fait nécessairement partie de la fluxion menstruelle, qui d'ailleurs, comme chacun le sait, est une fonction toute physiologique liée à la génération. Mais on n'était pas encore instruit de cette découverte du temps de de Montègre.

Un autre fait digne d'être noté ici, c'est qu'il n'est pas toujours aussi facile qu'on l'imagine de réussir à produire artificiellement des hémorrhoïdes, quand la disposition organique générale présente du sujet, et d'autres conditions inconnues, ne s'y prêtent pas. J'ai connaissance de deux faits appartenant à mon excellent ami le Dr J.-B. Dereins, où il n'a pu, malgré ses efforts, jugeant la chose indiquée, arriver au résultat recherché. Il s'agit, en premier lieu, d'un jeune étranger de 17 ans, replet, développé, à sang riche, fils d'un rhumatisant hémorrhoïdaire, qui (le jeune homme) était sujet depuis plusieurs années à des fluxions au cerveau, répétées chaque quinzaine, au plus tous les mois, et occasionnant chaque fois une sorte de délire aigu, suivi d'une prostration mélancolique. Pendant plus de cinq mois, sous la direction de mon ami, il a pris tous les soirs jusqu'à 1 gramme et demi, et quelquefois davantage, d'aloès en nature, sans aboutir à avoir un soupçon d'hémorrhoïdes Mais mon ami a été engagé, malgré cette circonstance, à continuer le médicament (ordinairement suivi d'une ou de deux selles), en constatant ses louables effets, puisqu'il est vrai qu'à partir de son emploi, l'affection périodique n'apparaissait plus que très-rarement, en restant d'ailleurs fort au-dessous de sa première intensité. La fluxion, qui s'obstinait en quelque sorte à fuir le rectum, se fixa une fois à l'un des membres inférieurs, qui devint chaud, gonflé, pulsatile, puis désenfla spontanément. L'autre observation a trait à un homme d'âge assez avancé, tourmenté depuis longtemps par des accès d'asthme nerveux périodiques. Les veines du podex ne se tuméfièrent un peu visiblement qu'après un assez long emploi du médicament d'élection. On ne peut encore prononcer quels seront les résultats de cette fluxion provoquée.

Les hémorrhoïdes qui apparaissent à la suite de la goutte, sans en détruire complétement les accès, peuvent être considérés comme un déplacement naturel d'une partie de la maladie (ou une répartition de la diathèse), qu'on voit, une fois les premières établies, diminuer de violence et de fréquence. Rappelons en ce lieu quelques paroles du disciple de Stahl : « D'autres fois il arrive que si le calcul est définitivement formé ou la goutte confirmée, le flux hémorrhoïdal n'enlève pas tout à fait ces affections, mais il ne se produit point en vain, et procure divers avantages, » etc. Quoi qu'il en soit de l'explication donnée ci-dessus, toute théorique, partant susceptible d'erreur, on constate sur le terrain pratique une semblable marche des hémorrhoïdes dans leurs relations avec la goutte.

Un autre fait non moins vrai est celui-ci : la manifestation anale peut exister d'une manière prononcée et régulière (flux, fluxions simples, flots), sans exercer la moindre influence sur la goutte, qui conserve toute sa force. Ici il faut voir une extension de la diathèse, qui, en pareille occurrence, se montre un peu partout. C'est alors que les malheureux patients sont vraiment à plaindre, les souffrances hémorrhoïdales goutteuses venant s'adjoindre, sans qu'on puisse accuser ni leur régime ni leur incurie, aux atteintes articulaires et autres accidents.

Ceci doit d'autant plus engager les sujets chez qui se réunissent les deux maladies à observer une conduite de vie rigoureuse, pour ne point accroître des effets qui alors deviendraient désastreux. Ces effets ne sont autre chose, dans notre jugement, que ceux d'une goutte généralisée, qui s'est portée sur le rectum, a atteint ses vaisseaux et ses nerfs ; c'est elle qui détermine parfois, dans les bourrelets vasculaires externes, cette inflammation subite, indépendante de toute cause locale, et suivie de *gangrène*, inflammation spécifique dont parlent Stoll et Musgrave, et dont Guilbert cite un exemple dans le *Dictionnaire des sciences médicales,* à son article *Goutte.* Elle peut d'ailleurs s'établir bien plus haut dans le tube intestinal. Des autorités extrêmement considérables, comme les deux susmentionnées, et en plus le célèbre Sydenham, Murray et Barthez, ont écrit que la goutte des jointures, dans son aspect anomal, « se manifestait principalement sur les voies intestinales. » Elle peut encore se montrer sous une forme aiguë, ou même *suraiguë,* ainsi que j'en crois voir un exemple dans l'observation 4, et dans celle-ci, résumée, de Morgagni :

« D'abord, migraine, accès de goutte articulaire vagues, d'autres fois presque réguliers; douleurs néphrétiques, accès de chiragre sans aucune tumeur, mais avec une légère douleur, auquel succèdent promptement une néphrite et des vomissements très-fréquents, qui cessent lorsque la goutte vient à se transporter à la partie inférieure de la jambe droite; paralysie de cette partie, douleurs de podagre, pouls intermittent et inégal du côté droit; soif, mauvais goût dans la bouche, perte de l'appétit, vomissements aqueux, puis jaunâtre; fièvre, pulsations; chaleur, douleur dans la région de

l'estomac, déjections *noires et poisseuses* ; le pied devient très-doulou-
reux, le bras droit se paralyse ; suffocation, mort. L'abdomen étant
ouvert , on voit toute la substance des intestins , *depuis l'estomac
jusqu'au rectum,* frappée d'inflammation ; la partie postérieure des
poumons était enflammée, le péricarde contenait une petite quantité
d'eau. »

De tout ce qui vient d'être exposé, on peut conclure que les hémorrhoïdes ne sont pas une simple affection *chirurgicale,* mais regardent bien plutôt la *médecine proprement dite,* considération digne
d'égards, en vue de ce qui se rapporte à l'article *Traitement.* Nous
reconnaissons tout d'abord qu'en présence de certains désordres
locaux poussés à l'extrême, ainsi que nous en avons vu des exemples :
chute obstinée du rectum, étranglement des tumeurs, état ané-
mique, hémorrhagies abondantes, souffrances intolérables ; nous
reconnaissons que la thérapeutique médicale puisse paraître trop
lente ou insuffisante, et qu'il faille la prompte intervention d'une
main armée. Nous admettons ces cas, qui malheureusement se ren-
contreront toujours chez des malades d'une certaine échelle sociale,
voués à plus d'un genre d'excès, et, hélas ! aussi à une déplorable
misère, cause d'incurie de leur personne, deux sources d'où découle
le triste état précédent ! Ou bien, mais plus rarement peut-être, chez
les viveurs aisés ou opulents, conduits au même résultat par leurs
vices ou leurs passions. Mais de tels exemples ne prouvent point
qu'on agisse pour le mieux, en vue de l'avenir, et n'ôtent rien des
justes craintes à conserver sur les conséquences de cette opération
obligée. Quand il s'est agi d'hémorrhoïdes diathésiques, les suites
fâcheuses peuvent arriver plus ou moins tardivement, et quelques
années sans grand accident ne garantissent nullement pour une
période de temps plus reculée. Il est possible de trouver des cas d'in-
vidus ayant été manuellement affranchis de leurs hémorrhoïdes,
lesquels, cinq, dix, quinze ans et plus, ultérieurement, tombent subitement frappés d'apoplexie mortelle (cérébrale ou pulmonaire),
ou bien contractent quelque affection grave du cœur, de la moelle ,
d'un autre organe quelconque ; maladies longtemps précédées par

des symptômes bien moins marqués, restés à cause de cela *inobservés*, ou jugés de nulle valeur.

Ne sachant à quoi rattacher ces graves phénomènes tardifs, ou refusant, à cause du long temps qui s'est écoulé, de les unir dans un rapport de cause à effets, on recourt, pour les expliquer, à des motifs du genre de ceux-ci : un accès de colère, quelque émotion morale vive, l'âge avancé, une grande chaleur ou un froid vif, l'alcoolisme, le *génésisme*, les chagrins, sans songer que ces diverses causes, qui, à la vérité, peuvent amener ces maladies, ne sont souvent que les conditions occasionnelles et adjuvantes dec ette influence, oubliée ou récusée.

J'ai cherché à pénétrer, pour ma propre satisfaction, les raisons de la différence observée dans la pratique entre ces effets de suppressions volontaires d'hémorrhoïdes, relativement à l'espace de temps après lequel ils se montrent, et je m'en suis rendu compte de la façon suivante : Quand la diathèse qui donne lieu à ce symptôme local s'exprime par une simple fluxion périodique (suivie ou non d'excrétion sanguine), plus ou moins durable, sur les vaisseaux du rectum, les accidents consécutifs à une action chirurgicale doivent se montrer plus promptement que quand l'état morbide général apparaît sous une forme variqueuse fixe. Dans le premier cas, cette fluxion, dérangée de son siége habituel, est poussée vers une autre partie par la cause intérieure, encore pleinement active, qui la dirigeait vers le rectum. Dans le second, la destruction du paquet variqueux, qui a mis du temps à se former, parce qu'apparemment la cause est moins vivace, moins mobile dans son essence, peut n'être suivie que fort longtemps après de la formation de nouvelles varices *compensatrices*, en quelque point de l'économie ; et ce temps variera avec le plus ou moins de puissance de la diathèse, peut-être avec le degré de vitalité du sujet, les conditions générales de son système veineux, en un mot, avec chaque organisation individuelle propre. S'il était bien établi que l'existence d'un homme, affecté à telle époque d'hémorrhoïdes *non locales* (brusquement retranchées par l'art), fût restée entièrement indemne de tout acident attribuable à cette intermission, j'inclinerais à penser que des dilations veineuses se sont heureusement établies hors du système capillaire viscéral, et sur des points où elles peuvent exister sans révéler leur présence, par exemple, dans le vaste système des muscles extérieurs. Il y a encore à se demander (double solution que fourniraient des études nécropsiques minutieuses et laborieuses) si quelquefois, après une première suppression de varices, elles ne se reconstituent pas dans le rectum même, sur des branches profondes, plus ou moins déliées.

Ne voit-on pas succéder aux varices superficielles des membres, quand on les emporte, des dilatations profondes de même nature? et n'est-il point établi que ce résultat n'est pas seulement dû à une cause *mécanique,* mais trahit souvent une influence générale?

Dans les dilatations veineuses du fondement, il en est, nous en devons faire mention, qui ne tiennent ni aux causes locales génératrices ordinaires, ni à la diathèse goutteuse, mais uniquement à un état de pléthore générale, qui les développe mécaniquement : c'est ici qu'on peut justement avancer qu'elles ne sont que d'une utilité relative ou conditionnelle, et que malades et médecins les tiennent sous leur empire, puisque, véridiquement, un régime de vie convenablement sobre, et des *ventilations sanguines* générales (comme l'exprimait Stahl), ont la puissance de les annuler. Un de mes bons vieux amis, d'un pays d'outre-mer, d'âge mûr, présente un type d'hémorrhoïdes variqueuses par hypernutrition organique : rien dans ses antécédents héréditaires et pathologiques propres n'y montre un caractère de diathèse, et tout, au contraire, dans son habitude extérieure et sa manière d'être morale, dévoile au plus haut point le tempérament pléthorique sanguin. Ses varices ne sont autre chose qu'un *diverticulum* des vaisseaux du foie, et elles déversent irrégulièrement au dehors une partie de leur contenu, soit par suite d'un état de trop plein, soit par quelque cause qui, à un moment donné, vient suractiver la circulation. Modèle sans reproche d'une vie sagement réglée sous tous points, mon vieil ami use néanmoins,

bien que sans excès, dans une heureuse position de bien-être matériel, d'une alimentation assez succulente et excitante, pour rendre
obligé chez lui le maintien de la poche anale supplémentaire. Son
fils, mon intime ami, a déjà hérité de lui, avec un certain degré de
ressemblance plastique joint à des traits moraux d'une frappante
analogie, et son tempérament pléthorique et ses dilatations du rectum. Médecin, et homme de raison autant que d'intelligence, il
saura tirer de ces circonstances une direction raisonnable pour la
conduite de sa vie à venir, s'il ne veut, de ce qui n'est, en somme,
qu'un médiocre inconvénient en comparaison de ses avantages, faire
une chose ennuyeuse ou dangereuse : un régime déréglé et des excitations trop répétées peuvent, en effet, déterminer finalement un
état d'atonie des veines par suite de leur dilatation fréquente et
outrée, faiblesse d'où naissent des ruptures et des écoulements sanguins incessants, ou amener, quelque jour, une phlébite *oblitérante*,
dont on peut deviner les suites.....

Un second exemple de la même espèce d'hémorrhoïdes se présente en cet instant sous notre plume : il s'agit d'un honorable ecclé-
siastique du ci-devant village de Passy, très-rond d'embonpoint,
d'une santé surabontante, homme sobre, d'ailleurs, à ce qu'il nous
a affirmé, lequel, incommodé, en un temps, par des varices rectales fréquemment saignantes, les laissa emporter par un chirurgien et un outil spéciaux : à cette époque, tout en étudiant les hémorrhoïdes en masse, nous recherchions plus particulièrement, et
avec un intérêt actif, le résultat *local* laissé par un mode nouveau
et prôné d'anéantissement de ces tumeurs : cela valut à l'opéré une
visite de notre part, où nous essayâmes vainement, de toutes façons,
à vérifier, par une exploration directe, ce qu'il pouvait y avoir....;
nous nous retirâmes non satisfait, emportant simplement cette notion (qui nous sert aujourd'hui), que, depuis l'action broyante exercée
sur son anus, un flux diarrhéique verdâtre, à double décharge quotidienne, avait pris, à la satisfaction du malade, la place d'une an-

cienne constipation, désagréable et pénible. Nous ne voyons, dans ce dernier fait, autre chose qu'un cas de flux *cœliaque* ou hépatique, né de la disposition pléthorique du sujet, et suppléant l'ancien écoulement sanguin du fondement. L'ex-professeur Hildenbrandt assimilait le flux hépatique à une excrétion hémorrhoïdale de l'intestin grêle.

En vertu des considérations développées il y a quelques instants, les chirurgiens qui n'ont point oublié d'être *médecins* se gardent bien d'enlever *à la légère* toutes les tumeurs hémorrhoïdales qui s'offrent à eux; ils ne s'y décident qu'après en avoir mûrement pesé l'indication, ce guide indispensable d'un art honnête et consciencieux, qui met au premier rang l'intérêt du malade. On ne cesse point d'être grand ou vrai chirurgien, dans le sens vaste et élevé du terme, en se montrant, à l'occasion, sagement partisan de Stahl, qui, quoi qu'on en pense, n'était ni un *rêveur,* ni un *esprit léger.* A la page 446, tome III, des *Leçons cliniques* de M. Velpeau, on lit ce qui va suivre, à propos de trois malades opérés par ce professeur, et chez lesquels des hémorrhagies interstitielles s'étaient produites après l'opération : « On s'est beaucoup moqué, dit M. Velpeau, de ce que l'école de Stahl a nommé *molimen hemorrhagicum,* mouvement particulier, tendance, effort de l'économie pour se débarrasser d'une certaine quantité de sang; on a eu tort: car ce mouvement, cet effort, sont réels, on ne peut le nier. Il y a des individus chez lesquels la nature *veut* absolument évacuer du sang, tantôt par un point, tantôt par un autre. Quand il y a une plaie, un ulcère, c'est souvent de ces voies qu'elle se sert; et si les trois malades dont je viens de parler n'avaient pas eu de solution de continuité, peut-être cette congestion hémorrhagique se serait-elle faite sur un organe important, le cerveau, le poumon, les intestins. Nous ne pouvons expliquer ce fait, mais il existe, il faut en tenir compte. » On peut déduire de là la sage pratique de ce grand maître, à l'égard des hémorrhoïdes.

On excise, on lie, on brûle (de façons diverses), on *broie,* à la

vérité avec des suites immédiates fort bénignes en général, les hémorrhoïdes ou l'élément local, en laissant subsister la diathèse
dont elles dépendent! Si encore l'opération pratiquée n'était qu'inutile dans certains cas; mais elle est souvent dangereuse, désas-
treuse dans ses résultats éloignés, ainsi que nous croyons l'avoir
établi, quand vient à agir une intervention intempestive!....

La *médecine*, dans le sens virtuel séparé du mot, possède-t-elle
les moyens de prévenir, de mitiger ces nombreux accidents locaux
attachés aux hémorrhoïdes, et qui sont cause de l'horreur profonde
qu'elles inspirent à beaucoup de médecins, de malades et de sujets
sains; et peut-elle, d'un autre côté, arriver à affranchir les malades
d'une cause morbide générale, contre laquelle elle accuse l'impuissance de la chirurgie? En ce qui concerne la première de ces questions, il est permis, en toute assurance, de répondre affirmative-
ment, et on peut poser que les moyens pour atteindre aux deux
premières fins énoncées sont multiples et efficaces. Nous ne pouvons
ici en aborder les détails, enfermés dans tous les bons ouvrages
classiques et les monographies *ad hoc*, et exposés avec un grand
sens pratique dans le livre précieux de Montègre. Mais, nous le
disons, en général, deux choses importent surtout : le règlement
de la conduite de l'hémorrhoïdaire, et certaines précautions locales qu'il ne doit jamais négliger. Relativement à la première, des
deux la plus essentielle, il lui faut se conformer strictement, à tous
égards, au précepte malheureusement si théorique, « user sans abu-
ser, » en ayant toujours en vue la vérité suivante, qui fait la base de
notre philosophie pratique personnelle : c'est que, dans une conception
raisonnable des lois de la santé, *nulle fonction* ne peut être
indifférente pour le maintien de cet état d'équilibre d'où elle résulte; mais, par contre, l'*excès* de toute fonction ébranle la santé
en renversant ce dernier état.

Lorsqu'on envisage les diathèses, et surtout les diathèses *innées*
ou héréditaires (nous faisons peut-être une restriction pour certaines
diathèses dites *acquises*), le mot *guérison* n'a jamais, dans notre es-

prit ni dans notre bouche, un sens absolu ; car nous ne croyons point qu'on arrive à affranchir entièrement un individu de ce *nescio quid* (quand on l'appellerait *goutte*) qu'il apporte au monde, mêlé à tout son être, confondu dans sa substance et sa forme intimes, existant partout, insaisissable, manifesté seulement par ses effets. Cette conviction ne nous empêche pourtant point de juger très-utile le rôle du médecin dans ces mêmes états généraux, si obscurs dans leur essence. A notre point de vue, trois missions importantes incombent ici à l'homme de l'art qui désire agir dans l'intérêt du malade :

1° Respecter ce que fait la nature (cette cause suprême inconnue qui partout tend à conserver ses œuvres) lorsqu'elle transporte pour ainsi dire en un lieu d'élection et propice, au moyen d'une fluxion plus ou moins répétée, révulsive, dérivative, souvent déplétive, l'un ou plusieurs de ces *effets* qui révèlent un mal inclus dans la substance ;

2° Surveiller soigneusement ses tendances vers certains termes reconnus salutaires, pour favoriser les premières si elles paraissent évidentes ;

3° Tâcher d'imiter, sans emphase comme sans timidité, ce qu'elle a réalisé en des cas jugés analogues à ceux qu'on observe. En agissant ainsi, le médecin sera souvent assez heureux pour atténuer considérablement les effets de la diathèse, en les rendant le plus possible compatibles avec les nécessités de la vie ; et le malade s'accommodera de quelques petits ennuis, ne pouvant espérer d'atteindre à une santé parfaite, laquelle, au demeurant, comme l'a écrit de Montègre, est « le rêve de la physiologie. »

La nature semble avoir réservé, pour atténuer au dehors l'action du vice profond et détourner les fluxions internes, toujours à craindre, une vaste surface de révulsion et de décharges à la peau, centre actif de fluxions physiologiques, et dans l'appareil du rectum un siége très-convenable de dérivations et d'excrétions. Nous devons, à son exemple, en face de symptômes sérieux, persistants et rebelles, révélateurs de la diathèse envisagée ici, chercher à tirer parti, avec discernement, du système cutané externe et de ce dernier organe. Les eaux minérales, aidées au besoin d'excitations mécaniques ou autres sollicitations portées immédiatement sur la peau et sur l'anus, peuvent, croyons-nous, servir efficacement l'un ou l'autre dessein; et l'hydrothérapie, opportunément conseillée et habilement maniée, est aussi susceptible d'aboutir aux mêmes résultats (obs. 3 et 15).

Le choix des unes ou de l'autre ne saurait être formulé d'une manière générale, à cause d'une foule de circonstances capables de l'influencer; le médecin qui voit le cas est seul apte à décider, séance tenante, une préférence basée sur des raisons présentes. Réunis à l'hygiène qui les prime encore et réclame le premier rang, ces deux modes de traitement constituent nos plus solides ressources contre les diathèses en général et la goutteuse spécialement. Quelques médicaments s'ajoutent naturellement pour remplir certaines indications partielles, mais ils ne sauraient jamais, dans notre jugement, constituer une *médication*. Il doit être bien compris que les moyens précédents ont en vue la goutte *vague*, reconnue, opiniâtre, menaçante, qu'on cherche à transporter à la périphérie ou à dériver sur le tube intestinal; car si elle est convenablement et régulièrement établie sur les jointures, toute action vive ou perturbante dans l'intervalle devient inutile ou dangereuse, et l'on n'a, lors des crises locales, d'autre devoir que celui de les calmer, toujours avec prudence et avec des moyens doux; en songeant que, peut-être, ces douleurs locales modifient la fonction générale d'innervation, laquelle, sans cela, tendrait à pousser ailleurs des fluxions dangereuses.

Des liaisons démontrées en ce travail, on peut déduire une dernière conclusion très-importante pour la médecine pratique, à savoir : l'utilité féconde de la *médecine des diathèses*, celle qui, dns l'état présent de l'humanité, tend constamment à rechercher, au-dessus des lésions locales qu'elle reconnaît ou examine, une cause plus générale (matérielle s'entend) placée dans une série de transmissions héréditaires s'effectuant, depuis un temps immémorial, de la souche aux rameaux, et *vice versa*. Bien certainement, nous admettons et reconnaissons aujourd'hui l'existence des maladies *franches*, chez certains individus, produits sur nos organes physiques par les agents de même nature qui nous environnent, et aussi par d'autres causes individuelles, morales, sociales, qui les développent à elles seules, en altérant progressivement l'*instrument* ou la *fonction*, ou inversement. Mais ces dernières sont à nos yeux de beaucoup les moins fréquentes, et encore est-on obligé, pour expliquer leurs diversités sous l'influence d'une même cause, de faire intervenir le mot de *prédisposition*, qui renferme sans doute bien des choses !...

Quoi qu'il en soit, à la condition que les états morbides organiques (qui forment en définitive l'affection réelle immédiatement saisissable) occupent tout d'abord notre attention et nos efforts, et que l'étude des lésions ne soit point non plus négligée en temps opportun, l'abus des idées de diathèses, au lit du malade, ne saurait jamais, à mon avis, constituer un mal dans l'esprit du médecin. Cette exagération, en conduisant à interroger presque en tous cas l'hérédité des sujets, ou du moins à y songer, peut, par les notions qu'elle révèle, ou les idées qu'elle donne à l'*homme traitant*, inspirer sa conduite dans l'intérêt de l'*homme traité*, pour combattre ces précédents états eux-mêmes. Ceci nous met heureusement en mémoire deux faits dont nous entretenait de vive voix, il y a déjà un certain temps, l'un de nos maîtres aimé des hôpitaux de Paris : Vers l'âge de 42 ans, il fut pris un soir, sans nulle cause soupçonnée, d'une pesanteur inouïe à la tête, accompagnée d'une douleur extrêmement intense, qui l'obligea à accepter le lit. Il passa une nuit des plus affreuses, sans obtenir le moindre allégement de quelques moyens qu'il fit employer. Le mal conservant une grande intensité, il manda le lendemain l'un de ses collègues et amis des hôpitaux, qui, au fait de sa *nature nerveuse*, conseilla, avec des rubéfiants cutanés, l'emploi de potions antispasmodiques, chargées de musc. Ces prescriptions n'eurent aucun résultat favorable, et le malade garda ses souffrances vives de la tête (augmentées d'une sorte de *causus*), jusqu'à une heure avancée de la nuit, moment où, une *diaphorèse* extrêmement abondante ayant eu lieu spontanément, il se trouva affranchi de son mal, et put dormir à l'aise. Repris le jour suivant des mêmes accidents avec une pareille force, notre maître vint à se rappeler, à propos, que son père avait été pris d'*hémorrhoïdes fluentes*, à l'âge que lui-même comptait à cette époque; écartant alors une dose de quinine, de prescription *magistrale*, réservée pour la plus prochaine intermittence, il soumit son anus à l'action de quelques sangsues, qui eurent pour effet rapide d'emporter la céphalalgie ardente et la réaction générale.

Nous savons avec certitude que notre maître a aujourd'hui des hémorrhoïdes à l'état de fluxions irrégulières, sans nous rappeler en ce moment l'époque précise de leur première apparition.

Le même médecin, dans sa clientèle, vit un malade atteint d'une pneumonie assez intense, pour laquelle il lui pratiqua une saignée de bras : l'affection n'en sembla éprouver aucun effet salutaire, puisque la dypsnée, le point de côté et l'état général, restèrent exactement les mêmes. L'émission sanguine allait probablement être renouvelée, et appellerait à sa suite les autres moyens ordinairement employés, lorsque ces projets furent remplacés par des sangsues au fondement, qui amenèrent une prompte solution de l'état fluxionnaire. Les recherches de notre premier guide en médecine lui avaient appris que le malade, hémorrhoïdaire depuis longtemps, avait fait disparaître ses fluxions du rectum, au moyen d'une *drogue de charlatan*.

Ne lit-on point bien clairement, dans ces deux exemples, le résultat précieux des vues de diathèses, autrement dit de la non-localisation *outrée* des maladies ?

L'époque médicale actuelle est animée d'une tendance, regrettable à notre sens : celle de vouloir trop limiter, et de tendre à tout scinder, à tout décomposer, à la recherche de je ne sais quelle satisfaction inquiète que l'on obtient bien mieux, selon notre impression, dans un enchaînement où l'esprit ne voit ni abîme, ni égarement, en refusant de poursuivre des *infiniment petit*, dans l'*art*. L'esprit que nous osons censurer ici encombre le présent médical d'une masse de productions chargées outre mesure, et offre le très-mauvais côté de faire oublier la synthèse, en attachant trop l'esprit aux détails de l'analyse.

La génération scientifique de nos jours, froudeuse de nature, affecte d'ailleurs trop manifestement, ce me semble, la prétention irréfléchie de renverser les vieilles idoles, oubliant parfois qu'elle vit sur un fonds commun établi, propriété des temps antérieurs ; un fonds que, en toute vérité, elle a considérablement enrichi, qu'elle grossira encore, à l'aide des beaux moyens de recherches modernes, que la seule marche du temps a mis à sa disposition, mais qu'elle ne tient pas moins de ses devanciers.

On l'a déjà dit et répété bien avant nous, avec une pleine et judicieuse raison : la médecine n'est point divisible en spécialités *exclusives,* distinctes entièrement les unes des autres, et ne souffre de section que pour la commodité de l'exercice de l'art, et non pour sa conception juste, philosophique et humanitaire : c'est, à ces derniers points de vue, un vaste ensemble où *tout tient à tout,* et où l'on n'est véritablement serviable à l'homme qui souffre (tout en étant d'ailleurs profondément instruit), qu'en voyant sous un tel jour.

L'histoire pathologique d'un sujet est la réunion, *bout à bout,* de toutes les affections, en apparence dissemblables, qu'il a présentées dans sa carrière, histoire nécessairement augmentée de la relation de ses antécédents héréditaires ; et le médecin ou l'historien intéressé doit s'attacher à étudier chacune de ces affections *isolément,* mais toujours en vue, loin de rêver à les découper indéfiniment, de les réunir, de les rapprocher en une masse plus compréhensible, qui nous oblige moins à diviser nos moyens intellectuels et thérapeutiques, et nous empêche, pour chaque nouveau symptôme, d'être tenté de recourir à quelque nouveau médicament.

Je ne me suis point flatté, en m'aventurant dans ce difficile sujet, qu'il dût aboutir à être dans le sentiment de tous; bien loin de là ! J'ai compris d'avance qu'il rencontrerait, sans aucun doute, des oppositions dont ne l'affranchiraient ni de grands efforts ni une force de conviction égale : mais cette certitude ne devait point m'arrêter, et n'a point heureusement eu cet effet. On peut juger de nulle valeur l'opinion personnelle que je professe dans cette thèse, sans pouvoir refuser aux faits qu'elle contient leur réelle signification; et ce n'est qu'en les considérant que nous plaçons à la fin de ce travail ces paroles du célèbre Stahl :

« Est autem, hodieque, et erit quandiu homines erunt, tempus « veritatem observandi atque contemplandi ! »

QUESTIONS

SUR

LES DIVERSES BRANCHES DES SCIENCES MÉDICALES.

Physique. — Donner les lois de la chute des corps, avec les expériences qui les démontrent; apprécier le danger relatif de la chute d'un homme de diverses hauteurs.

Chimie. — Du sulfate de cuivre.

Pharmacie. — Des substances le plus ordinairement employées en médecine qui doivent leurs propriétés à la gomme; comparer leurs composition; faire connaître les formes pharmaceutiques sous lesquelles on les emploie et donner les procédés les plus propres à obtenir ces diverses préparations.

Histoire naturelle. — Caractères de la famille des aurantiacées.

Anatomie. — De la disposition des conduits excréteurs de la glande mammaire, et de la structure de cette glande.

Physiologie. — Des fonctions du cervelet.

Pathologie interne. — Des moyens de reconnaître pendant la vie les diverses lésions organiques dont l'estomac et l'intestin peuvent être le siége.

Pathologie externe. — De la fissure à l'anus.

Pathologie générale. — Des secours que peut fournir l'inspection microscopique pour découvrir les altérations de composition de l'urine.

Anatomie pathologique. — Des incontinences et des rétentions d'urine.

Accouchements. — De la version du fœtus sur la tête.

Thérapeutique. — Du mode d'action de l'iode sur l'homme sain.

Médecine opératoire. — De la taille bilatérale.

Médecine légale. — De l'identité.

Hygiène. — De la pression atmosphérique dans ses rapports avec la santé.

Vu, bon à imprimer.

VELPEAU, Président.

Permis d'imprimer.

Le Vice-Recteur de l'Académie de Paris,

ARTAUD.